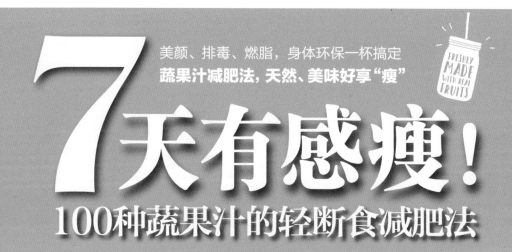

美颜、排毒、燃脂，身体环保一杯搞定

蔬果汁减肥法，天然、美味好享"瘦"

FRESHLY MADE WITH REAL FRUITS

7天有感瘦！

100种蔬果汁的轻断食减肥法

郑颖 主编

江西科学技术出版社

目录　CONTENTS

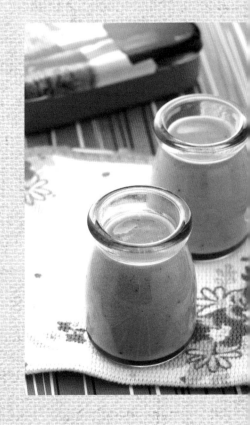

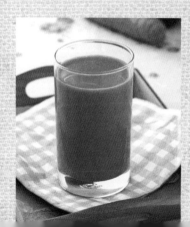
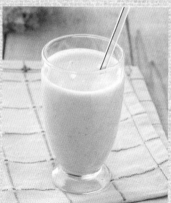
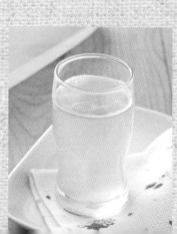

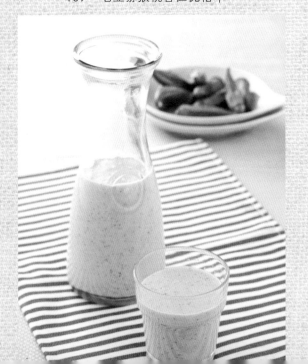

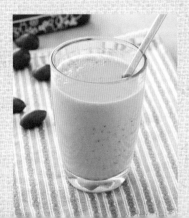
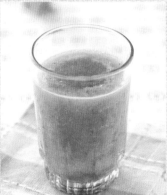
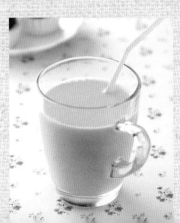

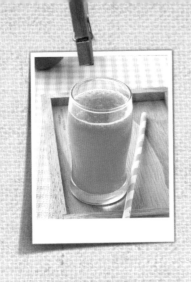
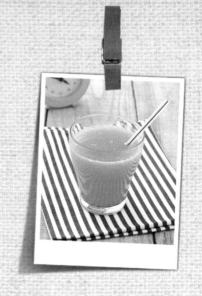

每天一杯蔬果汁，
健康瘦身不复胖

近几年来，天然不经烹调的养生蔬果汁，已经融入了许多人饮食的习惯当中。除了养生保健的作用，一天一杯蔬果汁，还能有效帮助想要瘦身的人拥有窈窕体态。

天然蔬果中含有丰富的酵素，因此营养师们建议现代人多吃蔬果，少吃淀粉和肉类。然而，蔬果中的酵素加热至54℃左右，便会遭到破坏，因此若要完整地摄取蔬果中的酵素，最好采取不经烹调食用的方式。然而，除了吃生菜沙拉之外，还有什么不破坏蔬果酵素的料理方式，能够使大家吃到完整的蔬果营养呢？那就是用点巧思，将新鲜水果搭配蔬菜、蜂蜜、牛奶、豆奶等各种食材一起打成汁，以提升蔬果汁的口感。这样料理的食物既健康又美味。

本书特别为想要瘦身的读者们，精心调制了100种以上的窈窕瘦身蔬果汁。对于水肿型的肥胖体质、下半身肥胖体质、便秘型肥胖体质等各种肥胖体质，你都可以从本书中找到适合自己、为你量身定做的瘦身蔬果汁。利用蔬果汁来实行轻断食减肥法，保证事半功倍，减重之余还能让肌肤更加水嫩透亮，快来一起试试看吧！

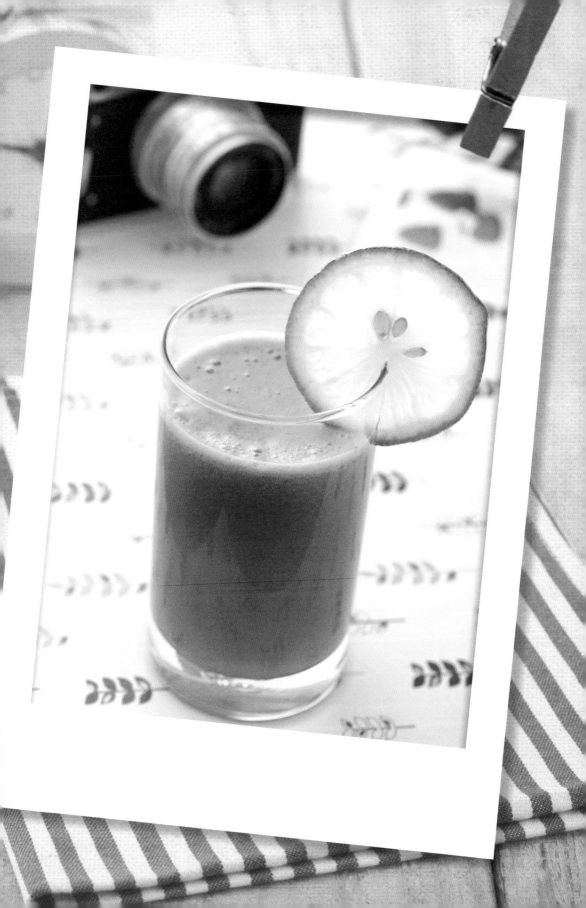

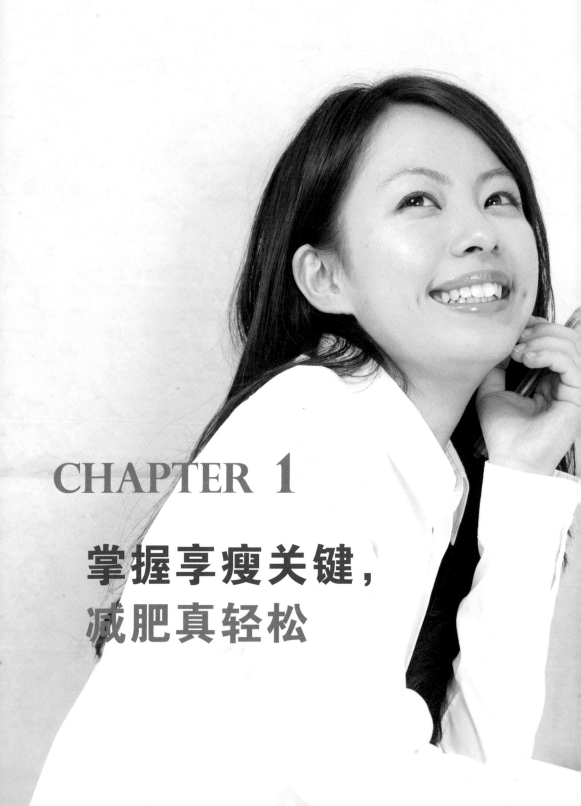

CHAPTER 1

掌握享瘦关键，
减肥真轻松

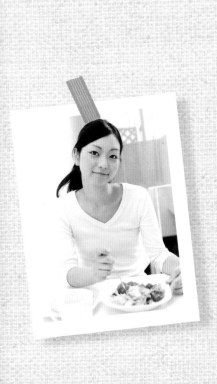

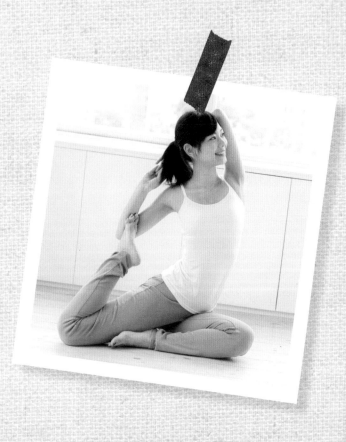

减重是让许多人烦恼的问题，

如果用错方法，只会让体重增加。

想要聪明瘦身，一定要从认识肥胖开始，

知道自己是属于哪一种类型的肥胖，

才能规划出个人专属的减肥计划。

快点一起来找出享瘦关键吧！

肥胖的成因！
为什么会变胖呢？

高蛋白与高脂肪的饮食

现代人大多营养过剩，饮食内容普遍以肉类与高脂肪的食物为主，摄取过高的脂肪、蛋白质、盐分等。食用过多高蛋白的食物，会使得肠道中的坏菌增加、好菌减少，逐渐增多的坏菌在分解蛋白质的过程中容易产生致癌物。高脂肪与重口味的食物比较不容易消化，使得便秘现象产生，甚至形成肥胖。

精致的饮食普遍缺少纤维素的营养，而人体所需要的营养素主要从食物中获取，所以人类已经无法从精致的食物中摄取到食物中最为重要的营养素如矿物质、维生素、纤维质。无法有效获得上述营养素，将导致身体的代谢能力变差、脂肪堆积越来越多，于是肥胖形成了。

便秘引起的肥胖

许多肥胖的原因往往来自于便秘的毛病。现代人的饮食习惯，太过偏重摄取精致与高脂肪的食物，纤维质高的食物往往摄入太少。纤维素一旦摄取不足，食物在身体的消化吸收就会不佳，而人体对于糖分与脂肪代谢的功能就会跟着降低。

缺乏运动

吃得多、动得少，确实是现今大多数人肥胖的主要原因。缺乏运动，就容易导致脂肪堆积，代谢能力下滑。身体内部的毒素也无法借由运动的汗水排出，久而久之就会导致各种肥胖型的疾病产生。想要瘦身成功，除了饮食的正确摄取外，适当且持续的运动也是保持良好体态的不二法门。

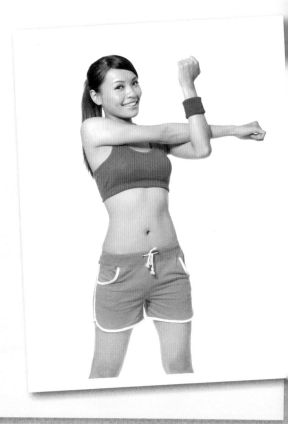

肥胖是健康的杀手，也是爱美女性的天敌。肥胖影响的不只是爱美的女性，其所引发的病症，更是深深影响每个人的健康。接下来就让我们一起来了解肥胖的成因吧！

家族遗传

家族性遗传的肥胖体质也会导致后代比其他人更有机会拥有易胖体质。但是家族性的遗传并非绝对的致胖因素，后天的饮食与运动以及生活作息习惯等因素，才是决定体型肥胖的真正主因。

生产过后

女性在怀孕过程中身材会增胖，生产过后由于需要大量进补，因摄取的脂肪与营养也较高，经常会导致走样的肥胖身材难以恢复。如果没有持续节制饮食，也没有针对体态进行运动调整，没有通过运动来代谢多余的营养，一段时间下来就会造成身体内脂肪过高与身材的横向发展。

年龄渐长引起的代谢失调

人迈向中年后，往往会造成体型的失调，特别在四十岁过后，人体的各项机能都会逐渐减弱。如果运动量不足，或饮食没有合理搭配，就很容易导致代谢能力变得迟缓，如此会使得脂肪不断堆积，肥胖因而产生。

以肉类为优先的饮食习惯

肥胖的原因，与饮食的先后习惯顺序有关联性。中式的饮食习惯总是在饭后喝汤，而大多数人总是先以主食的肉类为优先进食顺序，而肉类不容易消化，加上用餐速度太快，则容易在空腹的状态下摄取过多的肉类食物，导致消化不良现象的产生。肉类与高脂肪食物属于高蛋白的食物类型，需要花费较多时间来消化，如果长期以来都是以肉类与高蛋白类的食物为优先进食顺序者，很容易引起消化不良的便秘现象，形成便秘型的肥胖。

Point

许多人认为大量流汗就能够有效瘦身，然而，这往往只是代谢掉身体的水分，如果稍后补充水分，原本的重量又会恢复。重量运动的排汗最大的目的是代谢毒素，使身体内部的循环能力增强，如此也能避免脂肪过度堆积。

易胖的族群！
哪些人容易肥胖？

久坐不动的上班族

许多上班族都有久坐不动的毛病，特别是吃过中饭或晚饭后继续坐在电脑前面工作的上班族，容易引起久坐的肥胖现象，更容易引发肠胃方面的疾病和其他病症。食物中的脂肪与淀粉没有经过有效地代谢与运转，便会堆积在体内变成脂肪，长期下来会导致身体累积大量脂肪，因而形成身体的多余赘肉。久坐不动也会导致身体肠道的蠕动能力变差，容易引起便秘症状。

要有效改善久坐引发的病症，最好的对应方式就是不要连续坐太长时间。有长坐不动习惯的上班族，至少每隔2小时起身进行10分钟的运动，如走路或爬楼梯等。这些调节活动都有助于全身血液循环得当，避免脂肪在体内堆积。

看电视的零食族

绝大多数的上班族回到家中的休闲活动就是看电视。久坐在办公室一整天的上班族，回到家中继续转战电视机前，继续久坐不动，自然成为肥胖堆积的主力族群。

久坐会使得下半身的血液循环变差；长期维持同一种姿势，也会导致肌肉僵硬，形成下半身肥胖现象。再者，许多人有一边看电视一边吃零食的习惯，零食的成分又以油炸的重口味为主，久坐不动加上大量摄取高油脂食物，长期下来就会促使脂肪快速累积、代谢能力下降，肥胖现象也随之出现。

外食族

1.外食的特点

现今许多人懒得自己下厨，又因为外食购买的便利性越来越高，使得许多上班族或家庭大多借重外食来解决三餐，长久下来就容易使得各种添加物与过重的油脂堆积在身体中，影响健康。现代外食人口的比率很高，根据一项针对外食人口的习惯调查显示，国人早餐与午餐的外食比率高达80%，而晚餐外食人口的比率也将近有65%。

外食最大的特点就是油脂含量普遍较高，为了呈现较好的口感与卖相，外食通常口味较重，添加了较多的调味料，而且外食的油脂也会放得特别多。

为什么有些人特别容易身体肥胖呢？容易肥胖的原因大部分都跟生活作息及饮食内容有关。要想有效减肥瘦身，一定要好好了解致胖的原因，看看自己是否属于易胖的族群。

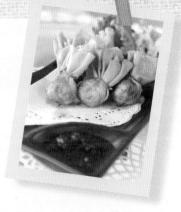

2.外食造成肥胖的成因

上班族若长期依赖外食解决三餐，长期下来会摄取过多的脂肪与毒素；当体内的毒素过多时，会影响排泄与代谢功能，导致脂肪过度堆积，形成肥胖现象。

外食族的另一大问题则是纤维质的摄取不足，由于外食皆以肉类为主食的搭配为主，蔬菜往往只有点缀作用，因此大多数上班族有蔬菜与五谷杂粮摄取不足的健康危机。纤维质的摄取不足，会使得粪便在体内停留的时间过长，形成便秘现象，容易引发便秘型肥胖。

3.容易造成肥胖的"便当"

一般人最常购买的外食就是便当，甚至有人一天三餐都以便当来解决。而便当业者为了准备上的便利，以及保存上的问题，主食菜色皆以油炸为主，而副菜的部分则以热炒为主要烹调方式，并且运用大量的色拉油来炒制。外卖便当里面所含的油脂通常比人体实际所需求的脂肪量要高，长期依赖便当为饮食主食的上班族，会有摄取过高油脂的问题，也就容易有导致体内胆固醇过高的危险。

4.高热量的"油炸食物"

路边摊的油炸食物，如盐酥鸡或炸鸡排经常是上班族爱买来吃的零食，这类油炸食物事先经过油炸的处理，等到需要时，再放入油锅中重新炸热，因此，你会摄取到非常高含量的油脂。同时必须了解到这些油都是回锅油，并不是干净新鲜的油脂。油脂不断重复地在高温中使用，会促使油本身氧化，产生对人体有害的物质，摄入进人体后往往会危害我们的身体，使抵抗力变差。

5.越喝越胖的含糖饮料

便利商店与超市中的茶类饮品或果汁，往往是许多消费者喜爱购买的饮料。而各类含糖饮料通常也含有各种添加物与防腐剂，或含糖量的比例不符合健康安全原则等疑虑。长久依赖市售的现成饮品，容易造成身体的循环代谢能力变差，糖分摄取过高，这也是造成肥胖的主因。另外，现场冲泡的茶饮也是许多上班族的最爱，这些冲泡饮料通常在制作过程中会添加各种糖精与香料，且普遍都有糖分过高的现象，也容易导致肥胖产生。

瘦身的正确观念！
均衡饮食才能健康减重

健康瘦身的营养观念

上班族在外进食时，容易只摄取单一类型的食物，造成营养的吸收不均衡，身体的抵抗力亦减弱；长期外食也会出现维生素与矿物质的摄取不足，造成营养的缺乏，使体力下降。

人体要维持健康，必须均衡地摄取各种食物，肉类、豆类、蛋类、蔬菜、水果等都要能均衡摄取，避免偏食，尤其维生素C要多摄取。减肥期间特别要避免偏食现象，因为任何一种营养的缺乏都会导致经常性和长期性的疾病。

减肥者的饮食摄取重点

在减肥期间仍须注意人体必须摄取的营养，不能因为减肥而忽略。肥胖者应该多摄取哪一类的食物呢？遵循以下的饮食健康原则，可以帮助你既达成减肥目标，又能有效保持健康的身体。

1.充分摄取维生素与矿物质

要注意维生素的摄取量，因为维生素与矿物质都是维持身体健康所不可或缺的营养素，不可因减肥而忽略维生素。

2.适当摄取油脂

油脂虽然是减肥者普遍的禁忌，但是若身体缺乏油脂会引发皮肤炎等症状，因此每天仍需摄取2汤匙的油脂。

3.不可不吃主食

主食是维持人体必需的活力来源，不妨以糙米、五谷杂粮来替代白米饭，如此可以增加纤维质，有助于促进代谢。

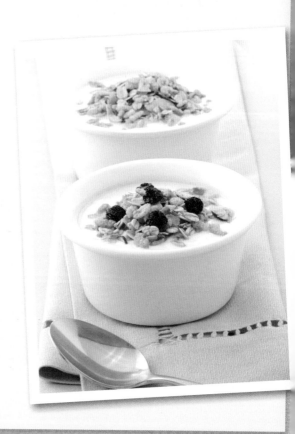

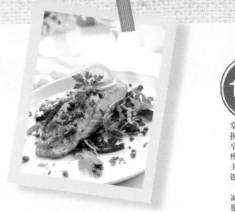

减肥时应该要均衡摄取蛋白质、糖分、脂肪、矿物质、维生素等各种营养素，才能均衡提供身体必需的抵抗力与活力，也能降低复胖概率，养成健康好体质。

4.摄取足够的蛋白质

奶类也是调节身体营养均衡的良好食物，减肥期间不妨选择使用低脂牛奶与低脂芝士来食用，每天至少要食用约2份的奶类制品。鱼肉蛋豆类的蛋白质食物含有丰富的蛋白质与维生素，因此每天至少要食用约4份蛋白质食物，不妨采用清蒸或水煮的方式来烹调。

5.多多摄取水分

减肥者在减肥期间尤其需要多摄取水分，因为充足的水分可以帮助促使脂肪组织充分地代谢，有助于减肥目标的达成。而饮用瘦身茶便是一种替代性的饮料，不仅可以摄取足够的水分，也能够促使减肥效果倍增。

6.选择健康又低卡的点心

关于点心部分，由于减肥期间难免会有饥饿难耐的时候，不要刻意挨饿不进食。只要不选择高糖分与高热量的油炸点心或甜品来进食，具有减肥概念的健康纤维食物不失为好的点心选择。不妨选热量少而体积大的食物，可以增加胃肠的饱足感。

7.使用少油的烹调方式

为了避免在减肥期间食入过多的油脂，因此减肥期间对于食物的烹调方式也需要特别注意，不同的烹调方式决定着食物油量的多寡。

多使用清蒸、水煮或烘烤的烹调方式来替代油煎或油炸的烹调方法，可以减少油脂的摄取量。同时可以考虑使用科学的工具，如不沾锅、微波炉或烤箱来烹调食物，能有效减少用油，以控制油脂的摄取量。

Point

减肥时必须特别注意营养的搭配，不要盲目地减重。有的人听信减肥医生的建议，在减肥期间只吃某种食物，其余的食物一律不摄取。这类饮食方式在短时间内可以达到减轻体重的目标，但是长期下来并非是好方法。体重减轻得越多，一旦营养无法补充时，身体的免疫力就会不断地下降，从而引发各种疾病。

远离高脂肪！
脂肪过多会影响健康

高脂肪影响代谢

高脂肪的饮食容易刺激胃肠，因为油腻的食物会促使大脑血液集中到肠胃，增加消化器官的负担。大量的血液集中到胃肠器官来帮助消化，而使得脑部因为血液含氧量不足，而无法好好集中精神思考事情，反而造成更大的压力。其中以油炸类或是高脂肪类的食物，最容易为身体带来负担与压力。

导致慢性病的高脂肪

研究显示，降低油脂的摄取量对人体健康更有帮助，而肥胖、脂肪肝等症状的发生都与高脂肪的饮食有密切的关系。进行瘦身的朋友平日应该少摄取肥肉、五花肉、肉燥、香肠、蛋糕、巧克力、冰激凌、饼干、坚果、油酥点心以及各种高油脂零食等食物。对于内脏、蛋黄和鱼卵等，一些胆固醇含量高的食物也应该有所节制。

已经习惯高脂肪类型食物的人，在进行瘦身时应该选择每天至少一餐为全蔬菜，或运用蔬果沙拉来取代各种高脂肪的主食。

每日多一点高纤

尽量多摄取天然食物，尤其是天然纤维营养对于瘦身与代谢脂肪有莫大的帮助。天然的食物中含有丰富的活性物质，可以降低各种添加物对于身体代谢能力的危害。有心瘦身的人一定要尽量多补充蔬果、谷类与豆类制品的天然营养，并且使用营养不容易流失又少油、少糖、少盐的方式来烹调食材。

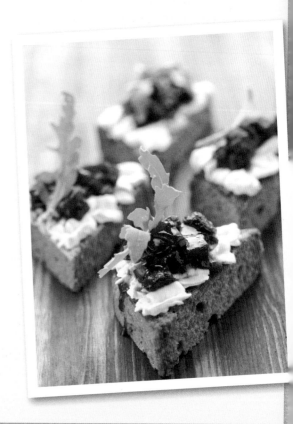

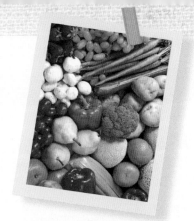

要瘦身必须将高脂肪食物视为绝缘体。脂肪虽然也是人体必备的营养素，但是脂肪如果摄取过量，或偏好摄取高热量的食物，一段时间下来，就会造成身材的变形与横向发展。

精制的白米饭，或是肉类与蛋白质含量较高的食物，容易使得粪便干燥，往往无法顺畅排出，造成毒素与过多的脂肪在身体中堆积，产生虚胖。各种动物性的油脂，例如奶油与猪油也要尽量少食用，因为这些油脂容易造成身体胃肠的负担，难以消化，引起便秘现象。

不要过度依赖低脂食物

许多人误以为摄取低脂食物有助于减肥，因此养成了依赖低脂食物的习惯。美国人是最爱食用低脂食物来减肥的民族，但是过度食用低脂食物的结果却是美国人的平均体重不减反增，大量依赖低脂食物反而使得身材越来越胖。

低脂食物造成饮食者的心态困惑，往往将低脂的食物作为纵容自己饮食的借口。低脂的食物反而使人放心，所以可以尽情享用，于是便越吃越多。甚至从基础的低脂主食延伸到低脂的甜点，如冰激凌、面包或零食等一律照单全收。

过量的低脂食物，只是将省却的脂肪转变为碳水化合物吸收到肚子里，碳水化合物就形成新的发胖原因。

人体内对于碳水化合物的需求也有一定的分量，若身体内部的碳水化合物足够时，多余的碳水化合物会转变成脂肪，贮存在脂肪组织中。

碳水化合物本身虽然无脂肪，但是在体内累积过多时，也会转变成多余的脂肪，久而久之变成虚胖的脂肪组织。要有效地瘦身，饮食摄取方面还是应该要着眼于饮食的节制，千万不要依赖所谓的低脂食物来作为借口。

Point

多运用蒸、煮、煎、炒代替油炸的方式，减少高油脂的摄取量。

三餐尽量用植物油来烹调食物，少使用猪油。

食用生菜沙拉时，改用低脂肪的优酪乳或香草醋来料理沙拉，替代多油脂的沙拉酱。

早餐吃面包时，使用沙拉或是蔬菜夹在面包盅内，替代原本高脂肪的奶油抹酱或高糖分的果酱。

喝水很重要！
每天摄取充足的水分

每天都要喝足够的水

许多人经常忽略水的重要性，上班族一忙起来也往往忘记喝水。水是每个人每天必须摄取的基础营养物质，人体每天至少饮用2000毫升的水分，才能补充身体所需。

1.代谢毒素

体内有充足的水分，就可以促进体内的废物与毒素有效地排出，同时也可以帮助运送营养物质进入身体各细胞。就营养的吸收与废物的代谢而言，水对于身体的功能不可或缺。

人体内部的水分不足时，肾脏的生理功能无法有效地发挥，会加重肝脏的负担，就会影响肝脏代谢脂肪的能力。水分不足容易导致脂肪堆积，就会导致毒素堆积而引起身体虚胖症状。

2.喝足水分很重要

身边随时都要有水杯来补充水分，因为人体每天由毛孔蒸发的水分很多，由尿液排出的水分也相当多。必须补充相对等量的水分，才能维持水分的充足与平衡。

喝水并不会引起体重的增加，水分本身并没有热量，水分对于身体还能补给营养素，也有助于身体代谢平衡。水分在身体中经过循环后，会变成尿液而排出体外，因而不会造成身体多余的体重。每天饮水量若少于1000毫升，会容易产生便秘现象，便秘就是导致肥胖的元凶。要有效瘦身，千万不能忽略水的摄取量喔！

3.喝水抑制食欲

喝水也能帮助减肥，水分能够为人体提供适当饱足感，一旦有饱足感觉，就不容易产生食欲。身材肥胖者在饭前的建议饮水量为1000毫升，可在午餐与晚餐前都分别饮用足够的水。

4.学习聪明饮水法

每天早晨起床时，先空腹喝一杯约300毫升的冷开水，让静止的胃肠道进行蠕动，有助于代谢，并补充身体在睡眠状态中所流失的水分，并有效消除便秘。

午餐与晚餐前的一小时，建议可先空腹喝一杯水，如此可以预先促进消化道分泌足够的消化液，能有效使进餐时的消化能力更好。

遇到聚餐时，尽量以开水或矿泉水来解渴。这样可以确保拥有比较健康的饮食方式，避免因为观念的错误，而摄取过多的糖分，造成体重的上升。

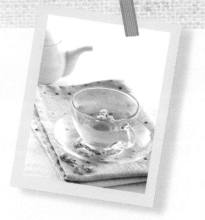

别喝含糖、含酒精的饮料

大多数人吃过饭，会买一大杯珍珠奶茶，或是碳水化合物等饮品饮料来调剂肠胃。然而，检视这些饮品，不是含糖量过高，就是含有不明的添加物，对于代谢能力没有帮助，长期饮用这些饮料，容易造成身体堆积毒素，引发肥胖。

1.罐装饮料，越喝越胖

罐装果汁在制作的过程中已经流失大量的矿物质与维生素，营养价值已经无法有效供应人体的必需营养。如果只依赖摄取罐装果汁，长久下来会造成身体的卡路里越来越高。因为大多罐装果汁中都有添加糖分，养成依赖罐装饮料的习惯，久而久之会使得身体内部的卡路里升高。若每天都喝一瓶罐装果汁，每天平均会增加约225卡热量，一年下来光是果汁所带来的热量就足足增加约12千克。

2.含糖饮料，影响代谢

各种含糖的饮料中经常含有各种糖精与添加物，长期饮用容易增加身体的负担，影响代谢功能。

影响代谢的原因主要来自于色素、香精、糖精与各种调味料等人工化学添加物，长期饮用会加重胃肠与肾脏的负担，使得人体的代谢能力变得缓慢，使毒素在身体中累积。

3.啤酒热量使人发胖

有心要减肥的人特别要注意酒精类饮料的摄取，特别是啤酒。由于啤酒的热量很高，它有提供与补充热量的作用，长期饮用啤酒的结果是容易产生啤酒肚。啤酒的营养素除了热量外，几乎不含其他的营养素，因此减肥瘦身期间要尽量远离啤酒。必要的应酬场合中，若需要饮酒时，建议还是饮用经过高温杀菌的罐装熟啤酒较合适。

4.饮酒过度降低代谢能力

不仅要避免饮酒，也要克制大量饮酒的习惯。因为长期的大量饮酒，会使得肝脏受损，大量饮酒还会影响脂肪的代谢，进而造成内脏周围附着脂肪。饮用过多的酒精，容易造成身体负担，使肝脏受损，如此也会阻碍身体排除毒素和废物的功能。若想要保持姣好的身材，千万不要养成大量喝啤酒的习惯。

清淡的口味！
帮助减肥顺利进行

饮食口味要清淡

1.过咸的食物让人肥胖

　　过多的盐分留在体内会造成水分在身体中累积而不易排出，这样就会造成水肿的现象，使人感到特别的沉重有负担。经常摄取高盐分的饮食容易罹患高血压，因此要尽量减少味精、酱油及各式调味酱的用量，并少吃腌制品、香料过多的零食或加工食品。这些食品在制作过程中，都会添加大量的盐、糖、化学合成的添加物，对人体会造成过多的负担，长时间食用对身体有害。

2.避免甜食与加工食品

　　经常食用甜食或添加物过高食物的人，会因为食物中过度的加工与糖分，造成体内高胆固醇堆积，引起胀气等消化不良的现象，也影响正常的代谢。吃过多的甜食也会引起胃酸过高，造成胃溃疡的产生。过度食用甜食还会引起肥胖与血管硬化，甚至肌肤衰老。食物的口味要尽量清淡，过咸的食物容易影响血液循环，导致心脏与肾脏的负担过高，严重者还会引起高血压，甚至引发胃溃疡与胃癌等病症。

远离零食更享瘦

　　现代人生活几乎与速食或零食分不开，三步一家的速食餐饮店很受人欢迎，油炸的各种食物也使人爱不释手。超市与便利商店中琳琅满目的零食，更是令人难以抗拒，下班后人手一包坐在电视机前大快朵颐，一个晚上下来，体内的热量往往高得吓人！一包零食所含的热量，甚至可以高过一顿正餐。

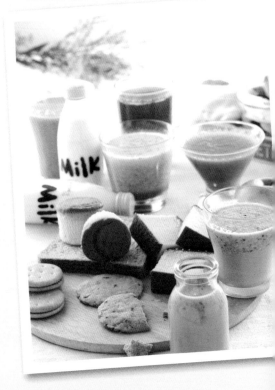

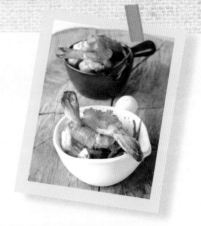

口味喜欢油腻与甜味重的人，要改以清淡的口味来摄取饮食。过油与过甜的饮食都会造成糖分与脂肪过剩，形成脂肪的堆积。此外，也要少吃零食。

1.油炸速食是发胖根源

速成食物是发胖的最大根源，其中又以各种油炸速食品、罐头食物以及泡面等三类食物中的油脂含量最多。速食店中的速食食物大多是油炸类，罐头食物中的油脂含量也很高，长期食用罐头食物也容易导致身体中脂肪过量。

2.加工食品累积慢性毒素

减肥者应该尽量避免食用各种加工食物，如此可以减少防腐剂与色素对身体的侵害。各种包装精美的油炸零食，如洋芋片或饼干中往往含有高度油脂，养成食用上述零食的习惯后，会在看电视的过程中不知不觉摄取过量的脂肪。加上受到剧情的吸引，很难控制食用量，肥胖也就难以控制了。

瘦身期间也要尽量避免甜食与干果类食物，因为这两种食物很容易吸收肠道中的水分，减少肠道蠕动，严重影响排便的顺畅。

尽量多补充维生素、谷类与豆类制品的营养，少食用经过精制加工的食物，才不会累积过多的毒素。

3.选择替代速食的食品

改变对速成食品的依赖，尽量自己带便当，或选择天然食材自己烹调，拒绝速成食品，才有机会彻底地减肥。

少吃加工的食物，多食用天然新鲜的食物。最好以各种优格或水果来替代零食的需求，这也是抑制胃口的最好方法。

4.清淡食物也可以很美味

若你喜欢口味重的食物，不妨多尝试芹菜这种有天然盐味的蔬菜，来替代部分的食盐。

平常吃沙拉都有淋沙拉酱的习惯，从现在开始，请尽量将沙拉酱汁改为油醋酱汁，或选择天然蔬菜或水果调制的酱料，这样热量会比较低。

Point

五谷杂粮食物中的粗纤维，能刺激肠道，使得代谢良好，有助于排除多余的脂肪与毒素，因此是肥胖与便秘的天敌。

乐活健康煮！
低热量的营养瘦身餐

自己烹调，杜绝脂肪

如果你想要彻底减肥，最好的方法就是学习自己下厨房烹饪清淡的饮食。大多数的肥胖原因来自于不健康的饮食。如果外食又占据着饮食的全部，要彻底瘦身确实很不容易，因为绝大多数的外食都有过度油腻与添加物的疑虑，不容易帮助人体代谢。

如果自己烹调，便能够依照自身的体质与瘦身的实际需求，烹调出合乎自己口味的饮食，不仅美味而且卫生，最重要的是符合健康原则，不会摄取过多油腻的食物。

自己在家制作料理可以通过计划性的采买与灵活的搭配饮食，非常具有弹性。晚餐剩下的菜隔天可以带便当，避免在外用餐，不仅省钱，还能有效控制热量，更不用担心会有任何添加物与不干净脂肪的疑虑。

健康的烹调

自己在家中烹调健康的瘦身饮食时，要如何掌握健康原则呢？

1.选择高纤维与高钙食材

选择含有高钙与高纤维的五谷杂粮作为主食，并选择购买蔬菜、水果或海藻菇菌等食材作为主餐上的搭配饮食。高纤维的食物可以增加咀嚼的时间，容易带来饱足感，同时高纤维的食物也能够帮助促进代谢与消化，对于改善肥胖较有帮助。

2.低热量的食材

在烹调瘦身汤或瘦身餐饮时，为了使瘦身减肥的效果提高，尽量要选择采用低热量的食材制作。肉类与脂肪也是构成人体健康必要的营养素，因此不要完全省略肉类与脂肪的摄取。建议更为仔细地挑选不含脂肪的肉类，并选择对人体有益处的脂肪来烹调，同时以肉类的摄取作为衬托，将蔬果五谷类的比重加大，如此可以改善原本代谢不良的体质，对于瘦身计划的达成有较大的帮助。

烹调时尽量不要使用高热量的奶油、猪油或是鲜奶油作为调味料，也要避免使用含油脂量较高的高汤，选择清汤或蔬菜熬制的高汤来制作瘦身汤最合适。

在家亲手做料理，不但可以控制调味料的添加分量，还可以符合瘦身的实际需求来搭配营养均衡的食材。而在家自己烹调食物时，以挑选高纤维与天然的食材为优先。

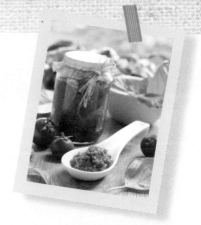

3.水煮与清蒸

尽量运用健康清淡的水煮或清蒸烹调方法，水煮或清蒸可以避免加入过高的油脂，同时也可以为食物保留较多的营养素，能使人摄取到最天然、健康的食物原味。

调味要尽量少盐、少糖、少油、少人工酱汁。以少许的调味来突显食物的真实滋味，如此才能制作出符合健康瘦身原则的料理。

计划采买瘦身饮食

肥胖的体态除了由错误饮食造成外，其实也与你的饮食采买方式有关。仔细想一下，当超市里举办大拍卖或促销的零食特卖时，自己是否心动过？

1.为什么要计划性采买？

每次只购买符合食用分量的食材，不仅符合节约原则，同时也可以避免购买过量食物，导致自己胡乱吃东西。如果没有经过计划，就很容易冲动性购买不符合自己瘦身饮食需求的食物，造成浪费。

建议进行一周一次的计划性购买，因为计划性的购买可以规范自己只买对健康与瘦身有帮助的饮食。预先安排下一周的饮食内容，并根据饮食计划来采买食物，按照列出的清单采买食物，可以避免冲动购买许多高热量的食物。掌握好每天的进食分量，一周需要吃多少就购买多少，这样计划性的购买也能够有效节约开销，避免浪费。

此外，要避免将冰箱堆得满满的，保持一周整理一次冰箱的习惯。一周结束时，针对剩余的食物加以检视，如果有高热量的垃圾食物，或过期不新鲜的食物，就要检讨采买行为，是否冲动性购买或购买过量。

Point

养成定期整理冰箱的习惯，避免将冰箱堆得过满。当家中的冰箱堆满食物时，一打开冰箱就有很多食物可补充，许多人就算不是很饿，也会习惯打开冰箱大吃大喝，这就容易引起过度肥胖。

调整饮食作息！
养成慢食的好习惯

慢食减肥法

大多数减肥专家都教导人要尽量将吃饭的速度放慢，这是有其道理的。吃饭快的人，往往也会吃下去大量的食物，然而食物会快速地在体内消化，因为吃得快消化得也快，人体也会在非常短的时间内感到饥饿。这是因为吃得太快时，人体的胃肠会来不及将有关饱足的讯息反应给大脑，于是人体会不知不觉地摄取过量的饮食。等到胃肠有关饱足的讯息传到大脑时，人体却已经吸收过多的食物，而这就是营养与脂肪过剩产生肥胖的因素。

固定用餐时间

1.固定你的用餐时间

不按照正常时间用餐，代表人体在任何时间都有可能进食，容易造成只要有饥饿感就吃东西的情况，如此使得减肥计划很难成功执行。用餐时间没有固定，很容易放纵自己的胃口，如此肥胖体型就难以控制。养成固定的吃饭时间可以帮助你管理自己的胃口，只在用餐时段进食，避免乱吃东西将胃口撑大。

2.定时吃早餐

早上7点左右是最佳的早餐用餐时间，在这个时段用餐对于人体的代谢与消化系统最好。

人体内部的肾上腺素皮质通常在凌晨4点开始会分泌肾上腺素，促使身体自然处于准备状态，大脑与肌肉会在早上就开始活动运作。准时在7点用早餐，就能有效帮助身体在上午时段保持绝佳的活力。7点用餐也能够有足够的时间来消化与代谢食物，避免过晚进食与中午的用餐时间重叠。

3.晚餐的绝佳时段

晚间6~8点是最好的晚餐时段，若在这个时间吃晚餐，到了10点左右，食物就会大体消化完成，如此可以避免造成身体负担。若是超过晚间8点才用餐，胃肠的消化能力会变慢，很容易造成脂肪代谢不足，使脂肪在内脏周围堆积。太晚用餐时，由于进食时间与睡眠时间太近，食物不易消化，容易造成食物转化成脂肪，囤积在皮下脂肪，使身材变胖，同时也会影响我们的睡眠品质。

想要彻底地瘦下来，就要在日常生活的饮食中练习调整速度，保持细嚼慢咽的习惯，并有效延长进食的时间，这样可以使得摄取的食物量相对减少，达到瘦身的目的。

少量多餐的瘦身法

1. 不要吃得过饱

许多人进食喜欢一次吃得过饱，一口气吃得过饱时，往往一段时间过后又容易感到饥饿，身体又会想要再度摄取食物来充饥。如此会养成不断摄取食物的习惯，容易使身体累积过高热量，加速身体成为发胖体质。

每餐的摄取分量尽量到六分饱就停止进食，不足的部分就运用喝汤或补充水分的方式来补充。等到饥饿的时候，可以少量进食食物，如此可以帮助有效控制体重，不至于使人发胖。

2. 少量多餐的进食

不妨设定一天多餐的方式进食，一天六餐，每次固定摄取少量的食物，一天大约会摄取多少热量也能有效计算。如此可以使脑部的中枢神经经常保持在饱足的意识状态，可以帮助抑制食欲。由于采取多餐进食，人体不容易感到饥饿，可以防止多余的脂肪在身体中堆积，对于控制体重很有帮助。

每天都要吃早餐

早晨时间吃早餐的人，可以养成早晨定时排便的习惯。早晨进食过后的半小时内，往往是胃肠最容易产生反射作用的时段，能促使顺利地排便。如果因为赶着上班，没有从容地吃早餐，就会错过排便的最佳时间，导致慢性肥胖。

改掉熬夜坏习惯

将睡觉的时间提早，养成早睡早起的习惯。夜间11点是最好的睡眠时间，每天都要让自己放松情绪，定时地自然入睡。睡眠一旦充足，将有积极的减肥作用。通常精神状态疲倦的人，会想用多吃高脂肪的食物来补充身体的能量。然而当人体的睡眠充足时，精神与能量都获得充分的补充，人体就不需要依赖摄取多余的食物来补充不足的能量了。

此外，在饭后不要马上坐下来，选择户外散步来帮助消化，是较好的方式。站姿永远比坐姿好，而保持走动的状态又比静止的站姿更好。持续走动时，就不容易让脂肪囤积在身体中，形成肥厚的赘肉。

高纤维瘦身！
健康又有效的饮食法

吃蔬菜帮助瘦身

运用蔬菜来减肥，往往能够收到非常优越的减肥疗效，获取到蔬菜中的纤维质与维生素，以及大体积蔬果产生的饱腹感，这些优点都可以帮助身体减脂降压，更可促进身体的代谢作用，使人保持体态的轻盈。

对于上班族而言，若中午时间多以便当等外食来解决，那么，晚间更应该学习自己下厨，注重蔬菜的摄取，使身体代谢更为健康，并能有效减肥。

1.优越的纤维素提供饱腹感

蔬菜含有丰富的纤维质，能刺激胃肠道的蠕动和消化液的分泌，有效帮助消化整肠。蔬菜的纤维质还有防止便秘的作用，能促进胆酸排泄，降低血清胆固醇的浓度。

每天早晨喝一杯蔬果汁可帮助增加活力。由于蔬菜汁的纤维质含量高，几乎所有的蔬果汁都有帮助排便的功能。对于习惯性便秘的人，可用蔬果汁食疗来帮助调整体能。

2.排毒清肠的蔬菜减肥

蔬菜中普遍含有叶绿素，叶绿素含量高的食物具有解毒功能，有助于消除体内累积的毒性物质。在毒性物质通过肝脏排出而被小肠吸收之前，让毒性物质得以附着在叶绿素上，随着排便排出体外，能减少毒性物质在体内的累积，使得代谢正常、减少身体的浮肿。

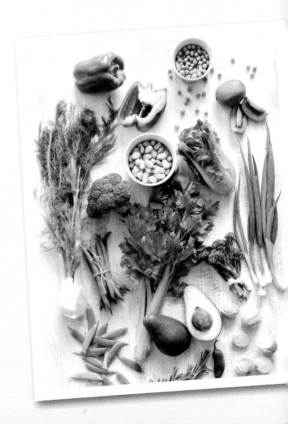

运用蔬菜来进行瘦身时，要特别注意烹调方式，合宜且健康的蔬菜烹调方法，可以帮助你做出更为健康有效的蔬菜瘦身餐！

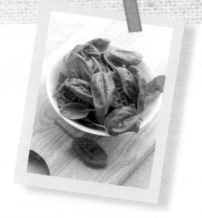

瘦身蔬菜料理方法

1.水煮

水煮的烹调方式可以制作出非常清淡口味的蔬菜料理，是最为健康的瘦身餐烹调法。

清烫绿叶蔬菜是简单的瘦身蔬菜料理法，运用氽烫青菜的烹调方式，能够避免摄取到大量的油脂，也能保持青菜本身比较完整的营养素。根茎类的蔬菜，例如胡萝卜、白萝卜、土豆、红薯等蔬菜，则适合运用长时间水煮或炖煮的方式来烹调。

2.清炒

使用油来拌炒蔬菜也是经常使用的蔬菜烹调法。但是，要注意使用油的分量，尽量使用约2小匙的油量，这样在拌炒蔬菜时可以保留住汤汁。放入蔬菜后稍微拌炒后，就盖上锅盖，让蔬菜全部受热，然后将火关小，这样蔬菜就会在本身所含有的水分中煮熟。若油量与温度都相当高时，蔬菜所含的B族维生素大多会流失。

3.蔬菜汁

蔬菜汁也是一种有效的排毒食物。蔬菜汁中含有多种营养物质，具有活络身体血液的功能，同时也是体内的清洁剂。经常饮用蔬菜汁可以将堆积于细胞内的毒素溶解，有效中和体内酸性毒素、净化体内内脏器官，起到平衡中性体质的作用。

4.凉拌

蔬菜是最适合运用生食凉拌的食材，运用简单的烹调方式就可以食用，也可以运用调味料的凉拌和腌制方式制作出美味的凉拌菜。大多蔬菜中都含有一种免疫物质——干扰素诱生剂，这种物质可以产生干扰素，具有抑制人体细胞癌变和抗病毒感染的作用。而这种干扰素诱生剂无法在高温下生存，只有生食蔬菜才能发挥其作用。

胡萝卜、黄瓜、西红柿、青椒、生菜等蔬菜都非常适合用来生食。生吃的方法包括将蔬菜打成新鲜蔬菜汁，或是将新鲜蔬菜凉拌食用。

CHAPTER 2

蔬果汁聪明喝，
喝出易瘦好体质

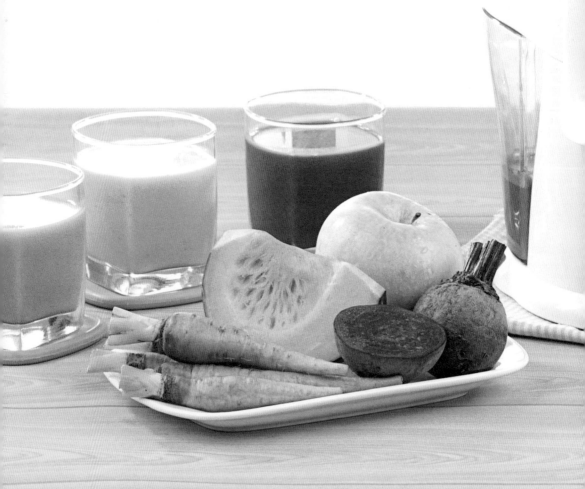

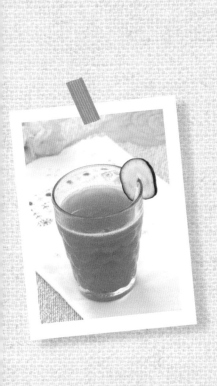

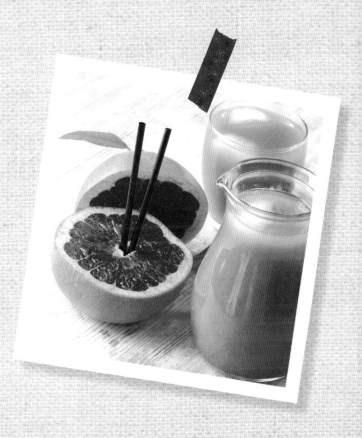

蔬果中含有丰富的维生素与酵素，
这些营养素却容易在高温烹调过程中被破坏，
因此直接将生鲜蔬果搅打成汁饮用，
就能保留完整营养素，身体也更容易吸收，
而且纤维变得更细后，对于肠胃功能较弱的人，
也不会造成肠胃负担。

蔬果汁的 四大健康功效

1

能有效补充
三餐之外
更为充足的营养素

现代人工作忙碌，常常三餐就在外面解决，很容易摄取过多的油脂，蔬果明显摄取不足，进而引发各种疾病，最常见的就是因为纤维摄取不足，导致便秘。

每天打一杯蔬果汁，营养又方便，而且平时我们摄取的蔬菜很容易在烹调中破坏维生素，蔬菜和水果生食可以保有酵素、维生素及膳食纤维素。运用多种蔬果打成汁，巧妙地搭配，可以摄取天然的营养素，让人保持充沛的活力。

2

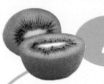

能有效维持
身体血液
的酸碱平衡值

现代养生意识抬头，大多数人开始重视血液酸碱平衡，少吃大鱼大肉已经成为现代人预防疾病的法则。

几乎所有的蔬果都是属于碱性食物，刚好可以调整现代人因为饮食及生活习惯不良所造成的体质变酸等问题。体质一酸，不只免疫力下降、皮肤粗糙，还容易罹患各种疾病。所以每天早晨来一杯蔬果汁，可维持体内的酸碱平衡，不但可以保持身体的健康，还能拥有好肤质。

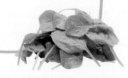

天然蔬果除了含有丰富的维生素、矿物质、膳食纤维素外，还含有植化素，可以促进新陈代谢、降血脂、降血糖、预防癌症等。所以一天一杯蔬果汁，不仅可以预防慢性疾病，还能有效帮助瘦身，并且能充分享用蔬果的美味。

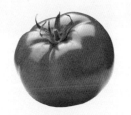

3

能有效预防 慢性疾病 增加抵抗力

蔬果汁中含有蔬菜与水果的多种营养素，像是多种维生素A、B族维生素、维生素C、维生素D、维生素E等。尤其蔬果中的植化素具有多种功效，像是叶绿素可以抗氧化、预防老化，异黄酮素可以预防心血管疾病，茄红素可以抗癌，杨梅素可以降低血糖。而且美味的蔬果汁有助于放松身心，纾解压力，增强免疫力，可以改善心理与生理上的疾病。

如果肠胃较弱的人，也可以喝温温的蔬果汁，但记得不要太热，以免破坏蔬果的营养素。

4

新鲜又方便 是现代人 纾解压力的良方

自制蔬果汁，不但简单又方便，而且可以依自己的喜好调出新鲜又美味的果汁，不必担心有添加人工香料的问题。而且现代人压力大，罹患忧郁症的人很多，蔬果中的B族维生素及维生素C可以稳定激动的情绪。绿色蔬菜中的钙是天然的神经稳定剂，可以改善易怒、舒缓情绪。

蔬果汁中还含有丰富的维生素及植化素，不仅可以美容养颜，还可以清除体内的毒素，避免脂肪的堆积，让人维持苗条的身材。

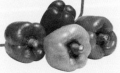

制作蔬果汁的
四大妙招

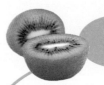

1

选择优质的
有机蔬果
并彻底清洗干净

2

各种蔬果的
削切原则
要恰当地使用

蔬果汁都是生食，所以最好选择没有经过农药污染的有机蔬果，选择经过认证的蔬果会比较有保障。

蔬果一定要正确清洗，才能将农药与灰尘清洗干净。可先用流动的水，柔软的海绵或软毛牙刷清洗表面，再浸泡10~20分钟。叶菜类要剥开清洗，有果蒂的蔬果较易沉积农药，应加强清洗。苹果的外皮含有丰富的膳食纤维，如果吃苹果时不想削皮，却担心残留水蜡，可在清洗后用刀将水蜡刮除。

水果类需削皮就先削皮（如苹果、水梨），再用十字切法先切对半，并将蒂头与尾端、果核去除，再切成适当大小。如果是硬皮瓜果类（西瓜、菠萝、酪梨）可先去蒂，再切半、去籽，再切对半，再对半，再用刀贴着皮，沿着果肉边缘，去皮取果肉，再分切成适当大小。如果是软皮瓜果类，像是木瓜，可以先去皮，再切对半，去籽，再切成适当大小。如果是叶菜类可以切成等量的段状。如果是根茎类像是胡萝卜、牛蒡，可以先削皮，再切块或切条。

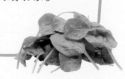

制作一杯新鲜可口的蔬果汁其实非常简单方便，但事前的准备工作不可少，蔬果一定要彻底清洗之后才可以用来制作蔬果汁。只要遵循以下制作蔬果汁的四大重点，不仅能增加蔬果汁的风味，也能保有蔬果的新鲜营养。

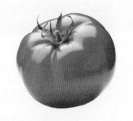

3 蔬菜、水果 巧妙搭配 颜色与营养素

可以选用同色系的蔬果，像是胡萝卜与西红柿、芦笋与苦瓜，或是用相近色系的蔬果，像是蔓越莓与葡萄，或是不同色系，像是西蓝花与柳橙，这样就可以制作出缤纷多彩且不同层次的果菜汁，不只是视觉、味觉双重飨宴，也能摄取更多的营养与膳食纤维。

将不同的蔬菜、水果一起搭配，可以充分摄取到维生素A、B族维生素、维生素C、维生素D，此外还能摄取到丰富的矿物质及膳食纤维，像是芹菜与葡萄、包菜与菠萝、芦笋与猕猴桃等，让风味及营养都加分。

4 添加各种 五谷杂粮 及辅助食材

五谷杂粮里像是核桃、杏仁、薏仁、芝麻、黑豆、红豆等，这些食材多含有丰富的B族维生素以及矿物质、纤维素。添加五谷杂粮不只增添风味，更是糖尿病患者控制血糖的好帮手。另外，低脂优酪乳、无糖豆浆，还有无糖茶饮，都是糖尿病患者很适合喝的饮料。如果要添加甜味，建议用热量低、最适合糖尿病患者控制体重的代糖。如果要制作茶饮，选用新鲜的甜菊叶最适合。

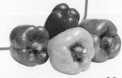

打出美味蔬果汁！
果汁机的类型

不是所有果汁机都一样

也许你会问，家里有一部传统果汁机就足以应付所有蔬果，何须再另外购置新型的果汁机或食物调理机呢？其实不然，因为若要讲究摄取食物中的营养素，那么，不同的蔬果搅打机具还是能提供不同的效果的。有的蔬果本身较硬，传统的果汁机功率不够高，无法将较硬的蔬果打到细致的程度，进而影响到饮用的口感与营养的吸收。

一般家用功率较低的阳春型果汁机，适合用来搅打一些纤维较细致的蔬果，例如西瓜、木瓜等，但建议最好切成小块之后再投入果汁机当中，如此才可以减低果汁搅打过程中因为功率不足勉强运作所产生的高温，避免破坏食物中的营养素。若是使用能够击碎冰块、比阳春型果汁机马达转速更高的果汁机，就可以用来搅打一些质地较硬的蔬果，例如苹果、梨子等，但还是建议切小块之后，再加入冰块一起搅打，如此才能避免搅打过程中所产生的高温破坏蔬果的营养素，也能延长果汁机的使用期限。

由于现代科技发达，人类为了追求更健康的生活，近几年也发展出许多有别于传统果汁机与榨汁机的先进蔬果调理机具，帮助人们从蔬果中摄取更完整的营养素，同时也能够针对不同族群的需求，做出不一样的蔬果汁。

依需求选购果汁机

各年龄层的养生需求都不一样，例如青春期少年和成年人摄取肉类食物较多，就需要较高的蔬果纤维质来帮助消化，因此，所需要的果汁机不必完整地去除纤维质。

一般上班族女性，若是为了养颜美容而在三餐之外饮用蔬果汁，那就需要较好的汁渣分离型果汁机，才不会喝得太撑。举一个简单的例子来说，如果你是一位青壮年朋友，消化系统非常良好，你可能需要一部能够保留较完整食物纤维的果汁机；但如果你是一位消化功能较差的长者，或是肠胃疾病的患者，那么过于粗糙的纤维反而造成你的肠胃负担，你就更需要一部慢磨机，仔细地将蔬果中的汁与渣分离。

每一种类型的果汁机都有其长处，想要摄取食物中完整的营养素，选择不同的蔬果搅打机具，能提供不同的效果。蔬果汁的口感与营养素的吸收，取决于优质的果汁机。

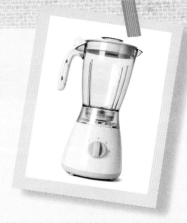

一个家庭其成员可能涵盖幼童、青壮年以及长者，因此针对不同族群的营养需求，最好是能使用不同蔬果调理机来处理蔬果汁。以下介绍各种蔬果调理机的特色与功能，让大家能够借由这些功能特色，选购一部好的果汁机。

1.传统果汁机

传统果汁机一般来说功率都偏低，比较适合用来搅打食材较软或结构较蓬松、纤维较细的蔬果，且最好能先切成小块再搅打，以免果汁机运作过程中，因功率过低而产生较多热能，破坏食物中的营养素。

这一类的果汁机平均价格是450元，属于经济实惠型的果汁机，若是家中成员为幼童或壮年，消化系统良好，或是平日食用的蔬果其纤维比较细，就可以选用这类型的果汁机。

2.榨汁机

传统榨汁机分为两种，一种是手动榨汁机，主要是用来榨取柳橙、柠檬等带皮水果的汁液，但无法榨取蔬菜的汁，且取得的果汁营养也不完整。

另一种电动榨汁机，能够榨取较粗纤维蔬果的汁，例如胡萝卜、苹果、红薯、芋头等，可以完整地将汁液与渣分离。然而，由于这类型的果汁机转速与效能皆不高，因此只能留住蔬果中的汁液，却无法取得蔬果中完整的营养素。如果想要取得蔬果的完整营养，最好是连蔬果的果肉也一起食用，担心影响口感就要选择其他的果汁机来使用。

3.高科技食物调理机

这是现代化搅打蔬果的机具，价格虽然偏高，但马达转速与功能都大为提升，能够维持低温将多数蔬果搅拌成汁或泥，而不破坏其中的营养素，是习惯食用生机蔬果汁朋友的好选择。

4.慢磨机

慢磨机是这几年韩国开发出来的新种机具，它的马达能够慢速取出蔬果中的汁液，且比传统榨汁机更完整地保留蔬果中的营养，同时因为高转速且慢磨，不容易在搅打过程中生热而破坏蔬果的营养成分。但其价格较高，动辄数万元，因此选择时也要考量经济情况。

该如何选择
一部好的果汁机呢？

选择果汁机的要点

不是价格高的果汁机就比较好，应该从果汁机的几个必备特点去选择自己适用的果汁机，才能达到理想的效果。

1. 要看马达转速与功率

优秀的果汁机通常转速与功率都较高，这代表着它在搅打果汁的过程中不易生热，也就不容易破坏蔬果中的营养素了。

2. 看刀片是否为钢刀

好的果汁机首先要看其刀片，因为好的刀片不仅能将蔬果搅打得更细致，喝起来口感更好，同时也能延长果汁机的寿命。建议选择使用钢刀的果汁机，才不容易在每一次搅打蔬果汁时，被坚硬的蔬果纤维磨损。

3. 要看刀片数量决定

刀片越多，只要马达转动一次，就能将蔬果切得越细碎，如此便能减低马达在搅打蔬果的过程中，因耗费的时间更长、所产生的热能更多而破坏蔬果中的营养素。

4. 要检查刀片锯齿数量

与钢刀数量的道理一样，每一片钢刀的锯齿越多，代表它每一转能将蔬果切得更细碎均匀。通常一部配备四片钢刀的果汁机，有两片是刀片状，另两片是锯齿状，在每一转中分工合作，一个将蔬果迅速切小块，另一个则将切小块的蔬果切得更碎，如此能更有效地做出蔬果汁。

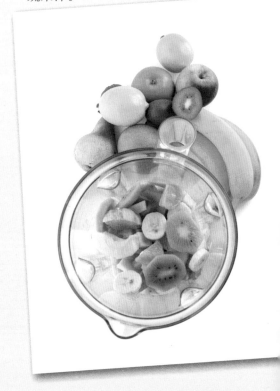

面对目前市面上琳琅满目的果汁机、榨汁机、食物调理机、慢磨机，各有其强调的功能，该如何选择？想要挑选到经济又实惠的果汁机，可是一门大学问呢！

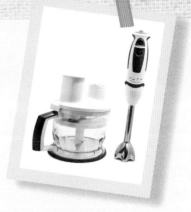

刀片数量越大，每一转的效能越高，越能以短时间搅打蔬果，那么就能做出营养更完整的蔬果汁。

5.容易保养的果汁机

由于每一次搅打蔬果的过程中，会残留蔬果渣渍，而这些渣渍若处理不干净，就容易在潮湿的空气中产生细菌，那么下一次制作蔬果汁时，就可能将这些细菌吃进肚子里。所以，选择容易清洗的果汁机也是非常重要的。有些果汁机的钢刀可以拆卸，方便清洗，但也要注意装置钢刀时要牢固，以免钢刀没装好，启动时脱落而发生危险。

另外，果汁机的容器也要选择耐刮的材质。由于每一次搅打果汁的过程中，蔬果中如有较硬、较粗的纤维很容易刮伤容器，制造出难以清洁的死角，因而容易滋生细菌，这也是要注意的小细节。

6.考量果汁机的容量

一般单身族群，选用400～700毫升容量的果汁机就已足够。如果是小家庭或三代同堂的家庭，则选择1800毫升容量的果汁机较适合。

Point

通常在使用完果汁机之后，最好能将容器立刻清洗干净，如果不能立刻清洗，最好也能先将容器内部泡水，以免蔬果残渣沉淀，附着于死角，变得更难清洗。清洗果汁机的方法是在果汁机容器中加入适量清水，再加入一些盐，启动转速，利用盐颗粒将残留的渣渍带出倒掉，也可以加入小苏打粉或柠檬去除异味。

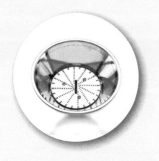

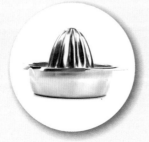

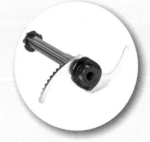

蔬菜与水果的选购小秘诀

选购蔬果的秘诀

1.购买当令的蔬果

一般说来，当令的蔬果不仅新鲜便宜，而且比较没有农药残存的问题。不合时令的蔬果，因为不是适合的生长气候，农民为了获利而刻意去栽培，往往会使用生长素，或需要大量农药来维持，不仅价格较昂贵，也容易危害健康。

2.多元化分散购买

蔬果的运销网络非常复杂，如果长期选购来自同一菜园的蔬果，而这个菜园的农药残留特别严重，便有可能吃进较多的农药，而且持续累积在体内。因此，不妨常常更换摊位，除非你已经对这些蔬菜的来源非常熟悉，就可以找有信誉的商家购买。

3.经过认证的有机蔬果

如果想要更确保安全，可以上网搜寻经过有机农产品认证的蔬果供应商。通常认证过的蔬果上头也会有认证标章，在选购时可以多多留意。选择认证蔬果，多一分安心与保障。

蔬菜的选购与保存

蔬菜一定要选择当季盛产的，不只新鲜便宜，同时喷洒农药的概率也比较小。最好能选购经过认证的有机蔬菜，而且买回家一定要依照保存方式放好，像根茎类蔬菜可以用报纸包好，放在冰箱或阴凉的地方，而叶菜类的蔬菜最好趁早食用。

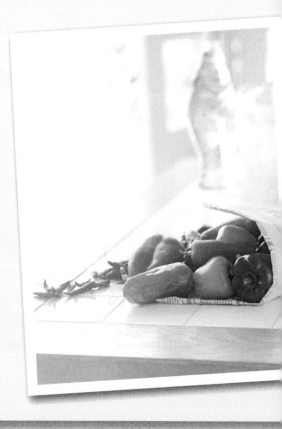

要制作蔬果汁的蔬菜和水果，一定要选择当季盛产的，不只新鲜便宜，同时喷洒农药的概率也比较小。最好能选购经过认证的有机蔬果，并好好存放。

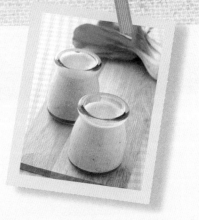

挑选水果五大原则

爱吃水果的人很多，水果除了美味之外，更富含各种矿物质与维生素。一杯蔬果汁可以补充到蔬果不同的营养素，而选购美味新鲜的水果，只要多用点心就可以。

1. 外观与果形

外观有斑点或受伤，可能是里面有虫或过熟，果形饱满的表示肉多、汁多。

2. 蒂头

蒂头的嫩茎若鲜嫩则表示新鲜，蒂头及另一端的瓜脐是否较开展，则显示水果是否成熟。

3. 颜色

一般水果看起来要是鲜艳自然，表示比较新鲜，颜色不宜看起来黯淡，像是木瓜要选橘红色，颜色偏黄的品质较差。

4. 硬度

有些水果可以从硬度上去判别品质好坏，像是樱桃、莲雾、葡萄等，这些水果越硬品质越好。

5. 声音

可以用手摇动水果，或是用手指轻叩水果，从水果发出的声音去辨别其品质好坏。用手拍苹果声音要清脆，如果是拍西瓜的声音要沉稳厚实，轻摇榴莲或酪梨有声音时，表示已经成熟可以吃了。

不同水果的挑选重点

苹果要挑选顶部的梗保存完好而未脱落者较新鲜，果形完整，呈现光泽无损伤斑点。番石榴可选择具重量感，果皮颜色微黄，软硬适中的。葡萄要挑选果皮颜色紫黑，果粒丰润者，如果果皮上面布满白色果粉，果肉较甜。酪梨可选择摸起来微软的，若选稍微坚实的果实，可放置室温下几天，等其熟成后再吃，避免选择有损伤或明显黑点的。猕猴桃要挑选果实椭圆完整，而且柔软有弹性，要制作蔬果汁可挑选软一点的。柳橙，如果选本地柳橙，以果皮平滑，颜色亮丽有光泽，果形椭圆者较甜；如果选择进口柳橙"香吉士"，应该要注意是否有用防腐药水浸泡过，泡过的表皮有白色斑点，很容易辨识。柠檬要挑选果粒坚实、颜色翠绿、有光泽。

彩虹瘦身蔬果！
红色蔬果力

西红柿

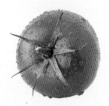

西瓜

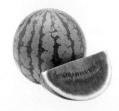

食材的营养功效

西红柿营养价值高，富多种营养素，对人体十分有益。茄红素是西红柿呈现红色的主要原因，同时也是重要的抗氧化物。

食材的营养功效

西瓜含水量丰富，汁液中几乎包含人体所需营养素，有多种维生素与矿物质，还有人体极易吸收的葡萄糖、蔗糖及果糖。

食材的挑选方法

大型西红柿以果形丰圆、果色绿，但果肩青色、果顶已变红者为佳；中小型西红柿以果形丰圆，果色鲜红者为佳，越红则代表茄红素含量越多。

食材的挑选方法

西瓜颜色青翠，纹路以直条、鲜明为佳，弹指时侧耳倾听，如同拍胸脯的厚实声音为上品，若是空心叩叩声容易水伤或腐烂。

食材的清洗重点

以流动小水流仔细清洗，一般人习惯边洗边去蒂头是错误的，正确方式是应先清洗完毕再去蒂头，以免污水渗入。

食材的清洗重点

以蔬菜刷或全新牙刷，在流动的小水流下把西瓜表皮刷洗干净。表皮的脏物容易在切食的时候跑到果肉，因此必须彻底清洗表皮。

红色蔬果含有大量花青素及茄红素，前者可促进循环，并发挥保护视网膜之功用；后者能够帮助强化心脏，使人精神焕发，维持体温及增强血液循环，并具备很强的抗氧化作用。

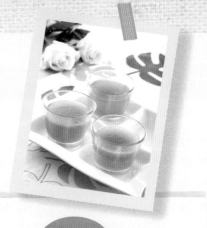

蔓越莓

草莓

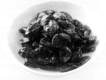

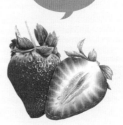

食材的营养功效

蔓越莓别名小红莓，富含维生素C、铁质、单宁酸与蔓越莓多酚等营养素，不仅能改善肤色，对女性的健康也很有帮助。

食材的挑选方法

蔓越莓有时会带着茎部一起贩售，这时可从茎部及果实是否鲜活来判断其新鲜程度。建议挑选色泽明亮、结实饱满的较佳，颜色越深红的越好。

食材的清洗重点

蔓越莓需以流动的小水流来清洗，在清洗时，不要急着把果梗摘除，以免脏水流进果肉组织中。

食材的营养功效

草莓富含营养素，其中膳食纤维能够帮助消化，鞣花酸则对人体组织具有保护作用，而其维生素C的含量甚至胜过苹果。

食材的挑选方法

品质良好的草莓鲜红又有光泽，蒂头叶片鲜绿，没有任何损伤腐烂，且表皮的籽分布平均。挑选时需注意，应避免大片掉色及发霉者。

食材的清洗重点

先把草莓浸泡在流动小水流中10～15分钟，利用自来水中剩余的氯来杀菌及氧化残留的农药，接着用大量清水冲洗干净。

彩虹瘦身蔬果！
橙黄蔬果力

柳橙

木瓜

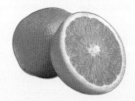

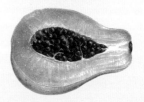

食材的营养功效

柳橙营养丰富，其中膳食纤维可以改善便秘；果胶则能加速食物通过消化道，使脂类与胆固醇更快排出体外。

食材的营养功效

木瓜中的木瓜酵素有助于蛋白质的吸收。木瓜性微寒，体质及脾胃较虚弱的人切勿摄取过多，以免产生腹泻现象。

食材的挑选方法

好的柳橙含水丰富，同样的果实大小，应挑选较重的那个，代表柳橙吸收到充足的养分与水分，皮细薄而光滑，果粒富弹性又饱满，风味较佳。

食材的挑选方法

挑选木瓜时，尽量选择手感较轻的，果肉才会甘甜；反之，木瓜可能尚未成熟，口感容易带些苦味。而果皮颜色较亮、橙色均、少色斑为佳。

食材的清洗重点

建议食用前彻底清洗再削切即可，洗涤时，需在流动小水流下冲洗5～10分钟，将残留农药全部洗去。

食材的清洗重点

以蔬菜刷或全新牙刷，在流动的小水流下轻轻刷洗木瓜的表皮。木瓜切开后，需去籽后再食用，要特别注意砧板的卫生。

橙黄色蔬果所含的植物营养素，具备抗氧化、抗衰老作用，可以维持造血功能、提升免疫力、以及降低罹癌概率，还可改善消化系统毛病，具有益气健脾、保护心血管系统等多重作用。

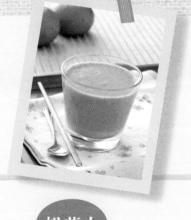

菠萝

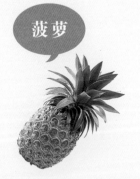

食材的营养功效

菠萝含有膳食纤维、维生素 B_1、类胡萝卜素与钾等丰富营养素，其中菠萝酵素可以加速人体代谢率。

食材的挑选方法

挑选菠萝时，以果实饱满结实、具重量感，充满浓郁果香，表皮光滑无裂缝的为上选。选购时尽量以表皮金黄带绿的菠萝为优先。

食材的清洗重点

菠萝表皮极不平整，布满大小钉眼，由于钉眼中还有毛刺，因此食用前需除去外皮。菠萝削好后，不要用水洗。

胡萝卜

食材的营养功效

胡萝卜富含 β–胡萝卜素，可在体内转化为维生素A，可发挥保护皮肤和细胞黏膜、提高身体抵抗力的作用。

食材的挑选方法

胡萝卜以内芯剖面细、深橘色、须根少为佳，若是买到已切除叶子的胡萝卜，需挑选剖面细的内芯，口感较好。

食材的清洗重点

先干刷掉胡萝卜表面的土壤，食用前再以刷子在流动小水流下刷洗干净，并去除蒂头与外皮便可直接烹煮。

彩虹瘦身蔬果！
绿色蔬果力

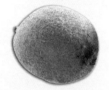

猕猴桃

食材的营养功效

　　猕猴桃的营养价值极高，还含有一种独特的消化蛋白酶，能够帮助人体消化肉类、乳制品、豆类及谷类之中的蛋白质。

食材的挑选方法

　　挑选时以果实饱满，果形越大越好，触感不软不硬的为优；表皮绒毛整齐排列，散发自然光泽无斑点，且完整无伤；蒂头呈现鲜嫩颜色。

食材的清洗重点

　　猕猴桃目前多半去皮食用，切块食用前，可先以全新牙刷或软毛刷在流动小水流下轻轻刷洗5～10分钟。

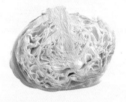

包菜

食材的营养功效

　　包菜含有丰富的人体必需微量元素，其中钙、铁、磷的含量在各类蔬菜中名列前五，又以钙的含量最为丰富。

食材的挑选方法

　　选购冬季包菜时，要选择拿起来沉甸甸且外包叶湿润有水分的；选购春季包菜时，要挑选菜球圆滚滚且有光泽的。

食材的清洗重点

　　剥包菜时，先将菜根切去，再一张一张剥下来，不要使用包菜最外面的包叶，菜叶要用流水冲洗干净。

绿色蔬果含有大量植物营养素，如黄体素、叶绿素、镁及钾等，黄体素有助于维护视力健康；叶绿素有助于加快新陈代谢、延缓老化、降低血压及胆固醇。

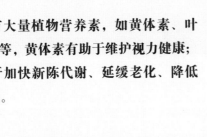

西芹

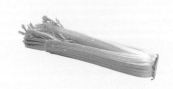

菠菜

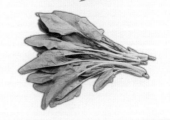

食材的营养功效

西芹拥有多种营养素，由于富含膳食纤维，可以有效清除牙齿上的食物残渣，减少罹患蛀牙的可能性。

食材的营养功效

菠菜拥有丰富的营养成分，富含膳食纤维，可以帮助肠胃蠕动；所含叶酸更具有改善贫血的效果。

食材的挑选方法

在西芹的挑选上，要以茎部粗壮硬挺的为上选，长度最好不要太长，末端明显缩小最好，叶子不要过于茂盛，叶子颜色要以新鲜翠绿为首选。

食材的挑选方法

菠菜是冬季岁末的时令蔬菜，其在秋冬季节时营养价值最高。根部干净呈红色，没有枯叶且叶端展开的才是新鲜的菠菜。

食材的清洗重点

西芹叶片营养远高于茎。西芹可在流动小水流下冲洗掉尘土，再把每根芹菜的茎、叶洗净，来回搓洗数次即可。

食材的清洗重点

清洗菠菜要先冲去根部的泥土，并要一叶一叶仔细清洗，再在流动的小水流下冲洗5分钟左右就可以使用了。

彩虹瘦身蔬果！
蓝紫色蔬果力

葡萄

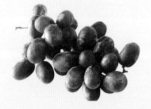

蓝莓

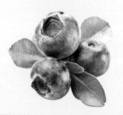

食材的营养功效

葡萄的营养价值极高，葡萄籽含有的前花青素更是葡萄特有的营养物质，前花青素具有高度抗氧化作用。

食材的挑选方法

葡萄要挑选整串饱满、一粒粒长密的果串，闻起来有馥郁果香的更是首选。还必须观察果梗，质地硬挺、颜色鲜绿都是新鲜的象征。

食材的清洗重点

取生粉与水调合，再将葡萄剪下，留下一点果梗，放入生粉水中轻轻搓洗，最后再以流动小水流将葡萄表面冲净。

食材的营养功效

蓝莓具有极高的营养价值，蓝莓果胶可以有效降低胆固醇，防止动脉硬化，促进心血管健康；花青素可以活化视网膜。

食材的挑选方法

上好蓝莓既圆润，又大小均匀，表皮细滑不黏手。另外，香气扑鼻、果实结实，表皮为蓝紫色，覆盖霭霭白霜等特征，都是新鲜蓝莓的代表。

食材的清洗重点

将蓝莓在流动的小水流下轻柔搓洗，由于蓝莓表皮脆弱，清洗时应避免力道过大，以免造成损伤。

蓝紫色蔬果富含前花青素以及花青素，前花青素主要功能是抗氧化、抗衰老；花青素则对视力衰退及视网膜病变具有预防功效，蓝紫色蔬果颜色越深，花青素的含量也越高。

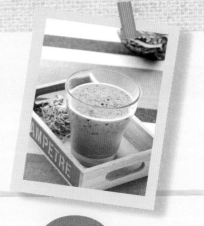

紫包菜

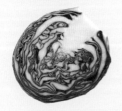

食材的营养功效

紫包菜是营养价值很高的蔬菜，对于预防感冒、消除疲劳都有效果，还可以改善及缓解胃痛。

食材的挑选方法

注意底部白色部分须白皙，若是泛黄、发黑，代表存放过久。用指甲轻压茎部，如若指甲抠下有"啵"声，代表所选紫包菜清脆可口。

食材的清洗重点

剥除破损脏污的外叶，再剥下要食用的叶片数量，放置在流动小水流下轻轻刷洗数次，菜梗及叶片凹折处要加强清洁。

茄子

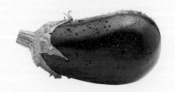

食材的营养功效

茄子的营养价值极高，其紫色外皮更含有多酚类化合物以及花青素，能稳定细胞膜构造来保护动、静脉内皮细胞。

食材的挑选方法

挑选茄子时，外皮以亮紫色为首选，果形必须完整有光泽且没有损伤，白色果肉饱满、有弹性，而且蒂头包荚没有分叉，这样的茄子较新鲜。

食材的清洗重点

茄子清洗时，必须置放在流动的小水流下，以软毛刷轻轻刷洗，将表面的尘土、脏污刷除后再以小水流冲洗干净。

彩虹瘦身蔬果！
白色蔬果力

苹果

梨子

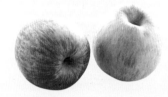

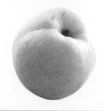

食材的营养功效

苹果拥有丰富的营养成分，其中膳食纤维可以促进肠胃蠕动，减少便秘发生的可能性，还可以降低胆固醇。

食材的营养功效

梨子含有丰富的营养素，每个部位都各有其用，果肉生津、清热；外皮润肺、降火；梨籽则具备丰富的木质素。

食材的挑选方法

挑苹果要选外皮完整无伤痕的较佳，以手轻轻按压，容易按下的苹果通常较香甜；反之，苹果过于硬实，果肉容易酸涩、不够成熟。

食材的挑选方法

挑选梨子可用手掂量，重量较重者，通常水分较多；甜度则可以观察梨皮，梨皮薄细的，加上没有病虫害、疤痕或外伤，可说是品质极好的梨。

食材的清洗重点

清洗苹果要在流动的小水流下，以软毛刷轻轻刷洗外皮灰尘及脏污数次，尤其是蒂头两端要仔细清洁。

食材的清洗重点

梨子在清洗时，应置于流动小水流下，以软毛刷轻轻刷洗外皮灰尘及脏污数次，清洗重点可放在蒂头两端。

白色蔬菜所含的植物营养素可以维护心脏健康、降低胆固醇、对呼吸系统有好的帮助，并能协助排出体内的有害物、提高免疫力及降低罹癌风险。

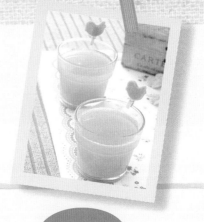

白萝卜

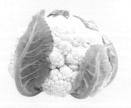

食材的营养功效

白萝卜含有大量的膳食纤维，能够帮助肠胃蠕动及消化，并减少粪便在肠道停留的时间，可预防大肠癌。

食材的挑选方法

白萝卜挑选时，要以菜叶鲜翠直挺、少量为优先，叶子太过软长代表采收时间过久，白萝卜很可能已经不新鲜了，口感容易干瘪、无水分。

食材的清洗重点

白萝卜在栽种时较少使用农药，在流动的小水流下简单搓洗，将灰尘脏污去除，再以刨刀消除外皮便能直接使用。

花菜

食材的营养功效

花菜不仅含有丰富的营养素，还含有丰富的膳食纤维，对肠道蠕动、消化都有很好的功效。

食材的挑选方法

好的花菜花球表面紧密，手感有弹性，不会太软，摸起来硬度适中，花梗呈现淡青色、鲜脆细瘦且脆嫩，整体外形看起来新鲜且干净。

食材的清洗重点

先以流动小水流不停冲洗去残留农药及虫卵，再切成小朵，以刨刀去除老皮，仅留下口感新嫩的部分。

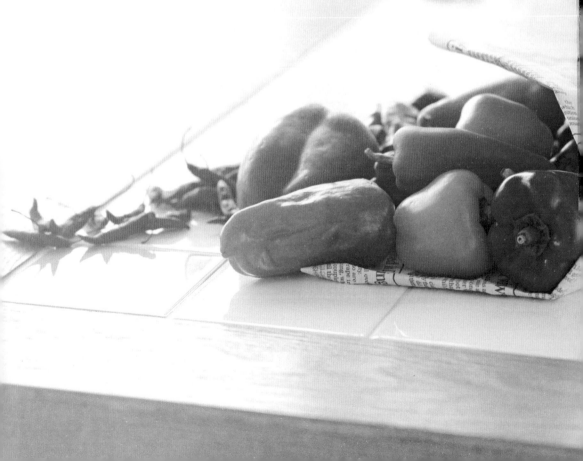

CHAPTER 3

提升代谢力，
燃脂百分百

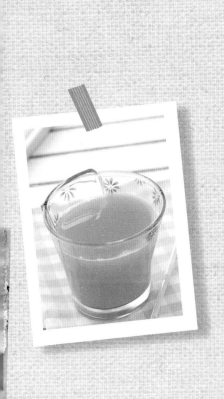

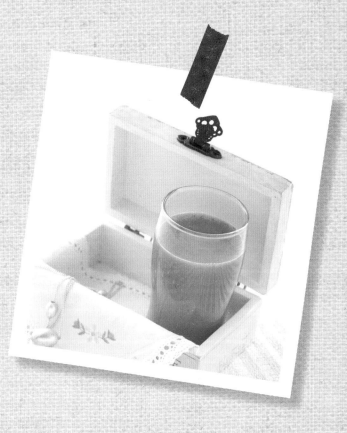

想要瘦身、减重，却又怕麻烦或太累吗？

除了运动之外，通过饮食的改变来提升代谢率，

可以说是最快又有效的方法。

有许多食物可以增加代谢率，加速脂肪燃烧，

将瘦身食材打成蔬果汁饮用，更是快速又方便，

不知不觉就能养成易瘦体质，轻松减肥成功！

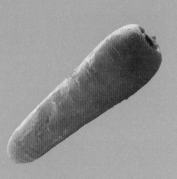

有效提高基础代谢率！

可以温暖身体的
胡萝卜蔬果汁

胡萝卜中的维生素 A（β－胡萝卜素）可以保护眼睛、滋润皮肤，其中的绿原酸还可以延缓肝糖转换成血糖的速度与降低肠胃道吸收糖分的作用，能有效预防血糖的升高。此外，食用后会提高身体的温度，增加体内的新陈代谢，对减肥有不错的功效。

胡萝卜 　圣女果

胡萝卜圣女果汁

材料

胡萝卜100克
圣女果10颗
冷开水150毫升

做法

1. 将胡萝卜洗净，切块；将圣女果洗净，备用。

2. 将洗净的胡萝卜、圣女果倒入果汁机中，加水搅打均匀即可。

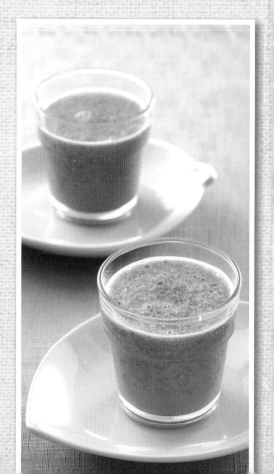

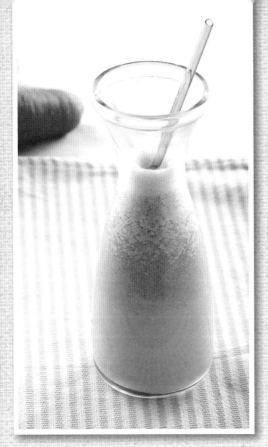

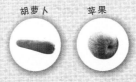

胡萝卜　苹果

胡萝卜豆浆

材料

胡萝卜50克	豆浆150毫升
苹果50克	水适量
柠檬适量	

做法

1. 将胡萝卜与苹果洗净、切块；柠檬洗净，榨汁。

2. 将处理好的胡萝卜块、苹果块、柠檬汁倒入果汁机中，加入豆浆及水，搅打均匀即可。

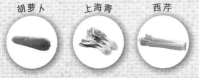

胡萝卜　上海青　西芹

胡萝卜上海青汁

材料

胡萝卜100克	柠檬适量
上海青50克	水200毫升
西芹30克	

做法

1. 将蔬果洗净；胡萝卜去皮切块；上海青、西芹切段；柠檬榨汁。

2. 将处理好的胡萝卜块、上海青段、西芹段、柠檬汁放入果汁机中，加水搅打均匀即可。

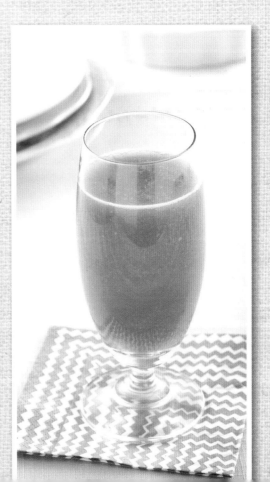

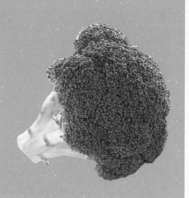

有很好的抗氧化作用！

低热量高纤维的
西蓝花蔬果汁

西蓝花低热量、高纤维，不仅能帮助肠道健康，也是很好的减肥食物。西蓝花还有很好的抗氧化作用，能保持皮肤光滑，减少皱纹，以及促进身体细胞健康。西蓝花也是抗癌食物，能够抑制体内癌细胞生长。西蓝花还是含有类黄酮最多的食物之一，能防止感染、清理血管。

西蓝花

柳橙

西蓝花柳橙汁

材料

西蓝花50克

柳橙50克

水200毫升

做法

1. 西蓝花洗净，分成小朵；柳橙榨汁。

2. 将西蓝花、柳橙汁放入果汁机中，加水搅打均匀即可。

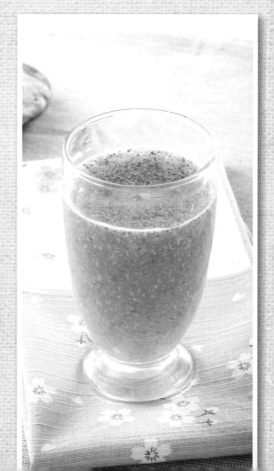

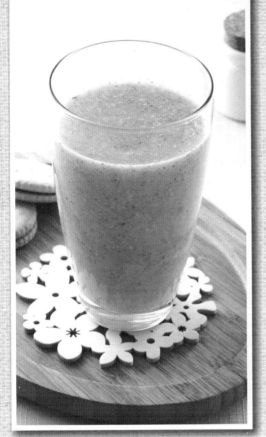

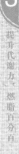
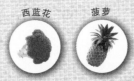

西蓝花　菠萝

西蓝花菠萝汁

材料

西蓝花40克

菠萝50克

水200毫升

做法

1. 西蓝花洗净，分成小朵；菠萝切块。

2. 将西蓝花和菠萝一起放入果汁机中，加水搅打均匀即可。

西蓝花

西蓝花豆浆

材料

西蓝花100克

豆浆300毫升

做法

1. 西蓝花洗净后，切成小块。

2. 将西蓝花和豆浆一起放进果汁机中，打成汁后即可饮用。

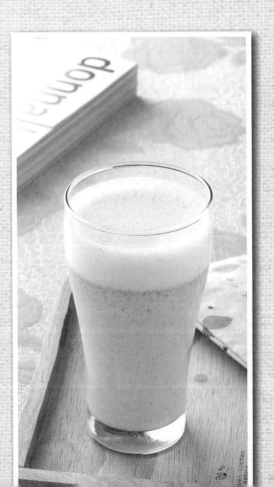

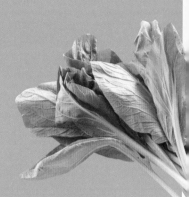

预防皮肤角质层老化！

可以排毒瘦身的
油菜蔬果汁

油菜含有丰富的维生素 A，可以保护视力，而且可以预防皮肤角质层老化，维持皮肤光滑弹性，还有解毒作用，常吃可以排毒瘦身，增强免疫力。从中医观点来看，油菜入肝、脾经，可以活血化瘀、消肿，有清热解毒的作用，适合老年高血压、冠状动脉、肥胖之辅助治疗。

油菜

苹果

油菜苹果汁

材料

苹果50克

油菜100克

水200毫升

做法

1. 蔬果洗净；苹果切块；油菜切段。

2. 将苹果、油菜放入果汁机中，加水搅打均匀即可。

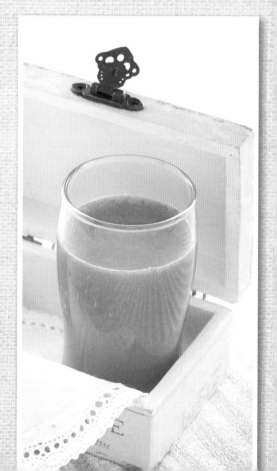

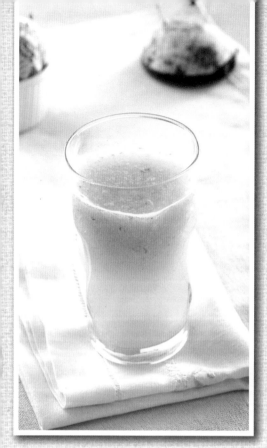

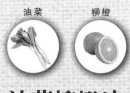

油菜　　柳橙

油菜柳橙汁

材料

油菜100克

柳橙50克

水200毫升

做法

1. 蔬果洗净；油菜切段；柳橙榨汁。

2. 将柳橙汁、油菜放入果汁机中，加水搅
打均匀即可。

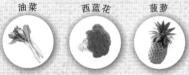

油菜　　西蓝花　　菠萝

油菜综合汁

材料

油菜100克　　　　酪梨50克

西蓝花40克　　　　水200毫升

菠萝30克

做法

1. 蔬菜洗净；油菜切段；西蓝花分成小
朵；酪梨切片。

2. 将油菜、西蓝花、酪梨与菠萝片一起放
入果汁机中，加水搅打均匀即可。

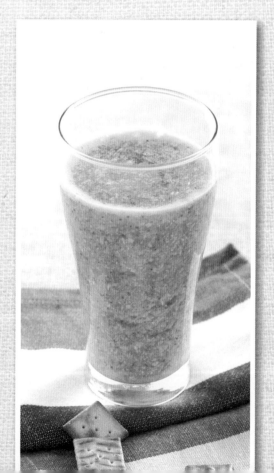

帮助肠道蠕动的菠菜蔬果汁

菠菜富含膳食纤维，不但能清除胃肠内的有害毒素，还可促进胰腺分泌和肠道蠕动，帮助消化，对于糖尿病患者相当有益。最新研究显示，如果菠菜跟钙一起食用，包括像是牛奶、豆腐等含钙的食物，不但可以减少菠菜的涩味，还可以减少肠道吸收草酸，将其直接排泄出去。

菠菜 　　苹果

菠菜苹果奶

材料

菠菜50克	低脂鲜奶150毫升
苹果50克	水适量

做法

1. 蔬果洗净；菠菜切段；苹果切块。

2. 将菠菜、苹果与低脂鲜奶一起放入果汁机中，加水搅打均匀即可。

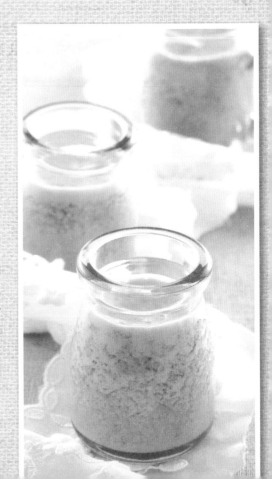

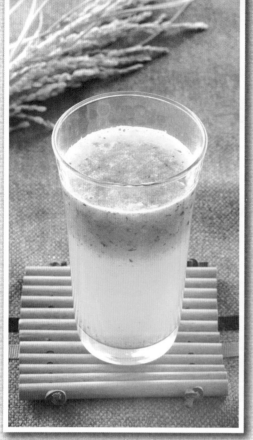

菠菜 柳橙

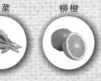

菠菜柳橙汁

材料

菠菜50克

柳橙50克

水200毫升

做法

1. 菠菜切段；柳橙榨汁。

2. 将菠菜、柳橙汁放入果汁机中，加水搅打均匀即可。

菠菜 苹果 柠檬

菠菜香苹雪泡

材料

菠菜30克   柠檬25克

紫苏10片   葡萄干5克

苹果100克

做法

1. 菠菜洗净后，切成小段沥干备用；紫苏洗净后沥干备用。

2. 苹果、柠檬洗净外皮后，去籽再切成小块备用。

3. 将菠菜、紫苏、苹果与柠檬放进果汁机中，加入葡萄干，一起打成汁即可。

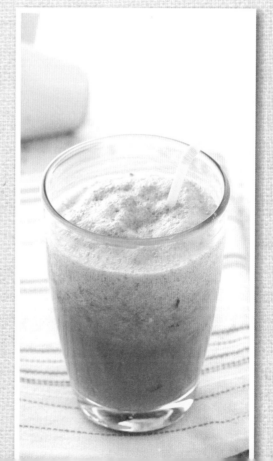

可以增强活力的 美味豆浆

豆浆有很高的抗氧化作用，能延缓老化，增强活力。黄豆的纤维质可促进肠胃蠕动，达到排毒与预防便秘的效果。豆浆以选用低糖或无糖豆浆为宜，但如饮用豆浆容易胀气的人则较不宜饮用。

黄豆 　姜 　核桃

核桃姜汁豆浆

材料

姜片3片	豆浆200毫升
核桃5个	蜂蜜10克

做法

1. 核桃取出果仁，放入食物料理机中打碎备用。

2. 将姜片放进果汁机中，加入核桃、豆浆与蜂蜜，一起打成汁即可。

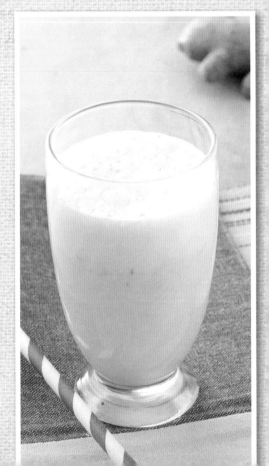

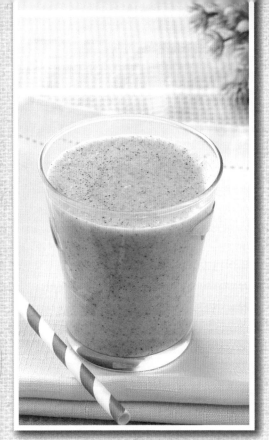

黑豆　冬瓜

养生美颜黑豆浆

材料

冬瓜100克

黑豆浆300毫升

麦芽糖适量

做法

1. 冬瓜片洗干净之后，切小块，连瓜皮带瓜肉与瓜籽一起放入电锅中蒸熟。

2. 黑豆浆和麦芽糖调匀后备用。

3. 将做法1和做法2的食材一起放进果汁机中打成汁即可。

黄豆　白萝卜　花生

白色雪泡

材料

白萝卜25克　　　鸡蛋1个

花生5克　　　　豆浆200毫升

蜂蜜适量

做法

1. 白萝卜洗净外皮，切成小块后备用。

2. 将鸡蛋敲开，取出蛋黄备用。

3. 将白萝卜与蛋黄放进果汁机中，加入花生、蜂蜜与豆浆，一起打成汁即可。

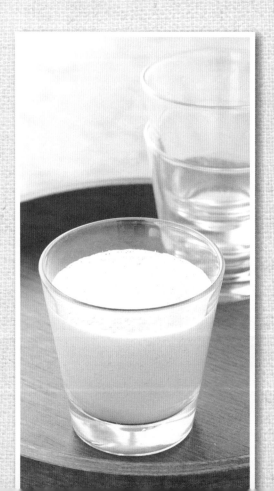

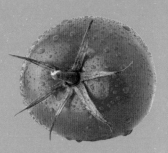

吸附肠内多余的脂肪！

可以美白去油的
西红柿蔬果汁

西红柿中的茄红素能有效预防血管栓塞，并能美白、预防癌症。西红柿煮熟后，人体更易吸收茄红素。西红柿还含有丰富的维生素和果胶，能吸附肠内多余的脂肪，帮助排泄。西红柿所含的铁质与柠檬酸，能强化血管功能。

西红柿 　　小黄瓜

西红柿黄瓜优格

材料

西红柿100克　　　　原味优格200毫升

小黄瓜100克　　　　柠檬汁10毫升

做法

1. 西红柿和小黄瓜洗净外皮后，切小块。

2. 将小黄瓜与西红柿放进果汁机中，加入原味优格与柠檬汁，一起打成汁即可。

3. 优格可以用优酪乳代替，一样有整肠的效果。

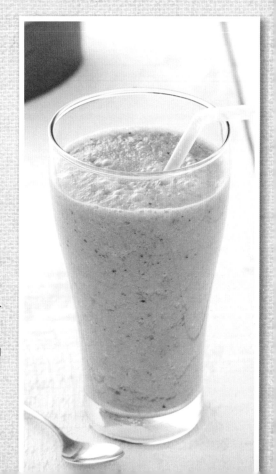

西红柿

西红柿优酪乳

材料

西红柿100克

优酪乳300毫升

做法

1. 西红柿去蒂后，洗净，放进果汁机中，加入优酪乳打成汁即可。

2. 优酪乳本身已经有甜度，所以不需要再加糖分，如果挑选品质很好的西红柿，甜度会更好。

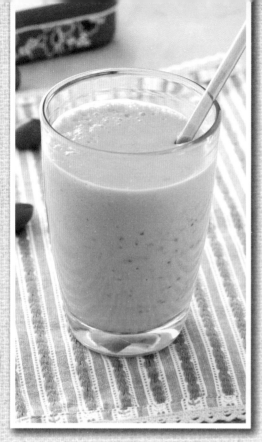

西红柿　　　柠檬

西红柿蜜红茶

材料

西红柿100克　　　红茶100毫升

柠檬50克　　　　　蜂蜜10克

做法

1. 西红柿洗净后，切成小块备用。

2. 柠檬洗净外皮，去籽后切片备用。

3. 将西红柿与柠檬片放进果汁机中，加入红茶与蜂蜜，一起打成汁即可。

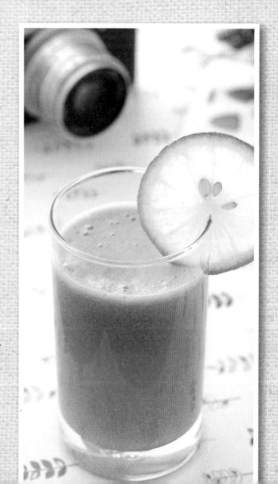

帮助燃脂瘦身的
葡萄柚蔬果汁

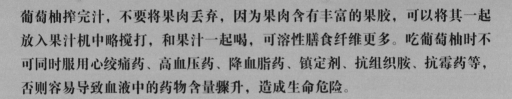

葡萄柚榨完汁，不要将果肉丢弃，因为果肉含有丰富的果胶，可以将其一起放入果汁机中略搅打，和果汁一起喝，可溶性膳食纤维更多。吃葡萄柚时不可同时服用心绞痛药、高血压药、降血脂药、镇定剂、抗组织胺、抗霉药等，否则容易导致血液中的药物含量骤升，造成生命危险。

葡萄柚   苹果

葡萄柚苹果汁

材料

葡萄柚100克

苹果50克

水200毫升

做法

1. 苹果洗净、切块；葡萄柚榨汁。

2. 将苹果块、葡萄柚汁放入果汁机中，加水搅打均匀即可。

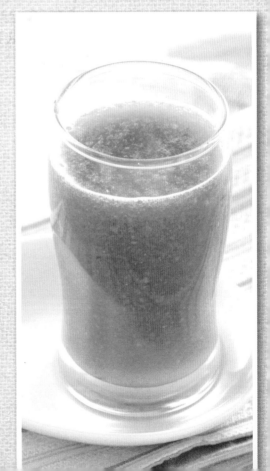

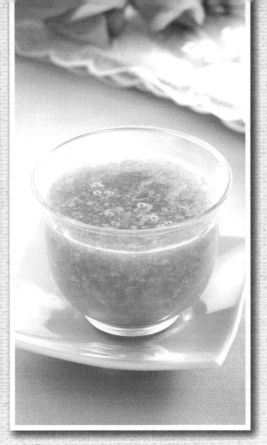

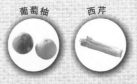

葡萄柚　西芹

葡萄柚西芹汁

材料

葡萄柚50克

西芹50克

水适量

做法

1. 蔬果洗净；西芹切段；葡萄柚榨汁。

2. 将西芹段、葡萄柚汁放入果汁机中，加水搅打均匀即可。

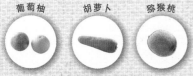

葡萄柚　胡萝卜　猕猴桃

葡萄柚蔬果汁

材料

胡萝卜50克　　葡萄柚50克

西芹100克　　苜蓿芽50克

猕猴桃50克　　水适量

做法

1. 蔬果洗净；猕猴桃切块；葡萄柚榨汁；胡萝卜、西芹切段。

2. 将猕猴桃、胡萝卜、西芹、葡萄柚汁与苜蓿芽一起放入果汁机中，加水搅打均匀即可。

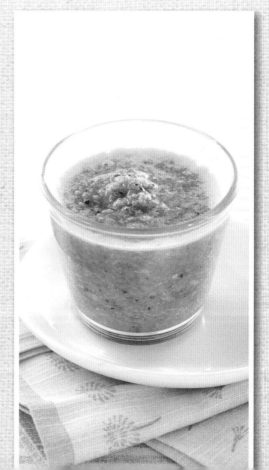

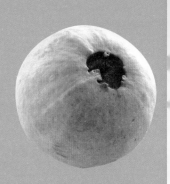

含有丰富的维生素C！

能改善高血压的番石榴蔬果汁

番石榴含有丰富的维生素C、钾及膳食纤维，能改善高血压、糖尿病及腹泻的症状，有开胃、止泻和帮助消化的功能。番石榴的表皮含有大量维生素C，但是凹凸不平，容易附着污垢和细菌，食用前可用软毛刷沾牙膏或黄豆粉、绿豆粉刷洗。

番石榴	芦笋	包菜

绿芦笋番石榴汁

材料

芦笋50克
包菜20克
番石榴100克

做法

1. 芦笋洗净后，将较老的基部去除掉，切成小段备用。

2. 包菜洗净后，切成小片，备用。

3. 番石榴洗净后，去籽切小块，再将所有材料放进果汁机中，打成汁即可。

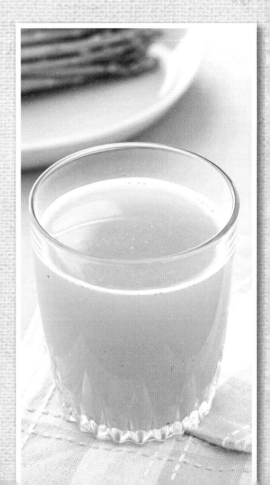

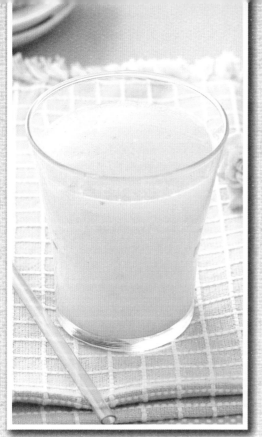

番石榴　柠檬

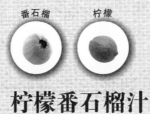

柠檬番石榴汁

材料

番石榴100克　　　　冷开水300毫升
柠檬汁适量　　　　　枫糖适量

做法

1. 番石榴洗净后去籽，切小块。

2. 将番石榴、冷开水、柠檬汁放进果汁机中打成汁，再加入枫糖调匀即可。

番石榴　　香蕉　　小黄瓜

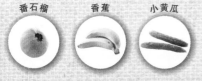

番石榴香蕉蜜奶

材料

番石榴100克　　　　豆浆100毫升
小黄瓜100克　　　　蜂蜜10毫升
香蕉100克

做法

1. 小黄瓜洗净外皮后，切成小块；番石榴洗净后去籽，切小块。

2. 香蕉除去外皮，切小段备用。

3. 将小黄瓜、香蕉、番石榴放进果汁机中，加入豆浆与蜂蜜，打成汁即可。

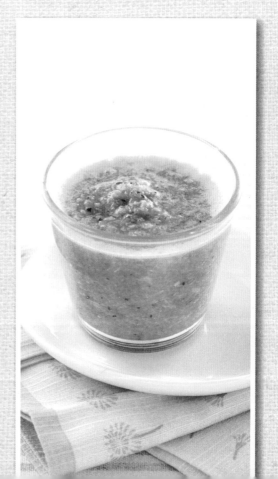

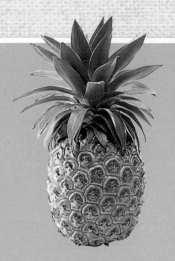

能使代谢良好的
菠萝蔬果汁

菠萝的酵素成分，具有分解蛋白质的作用，因此当饮食过于油腻或丰盛时，吃些菠萝便可以帮助代谢油脂。菠萝还有"肠道清道夫"之称，含有丰富的膳食纤维，具有良好的消化作用，能使代谢良好，帮助消除身体的宿便，使恼人的小腹消除，保持良好的体态。

菠萝　　　绿茶　　　柠檬

凤柠汁

材料

菠萝100克

绿茶300毫升

柠檬皮少许

做法

1. 菠萝去皮去梗后，切成小块，放进果汁机中，加入绿茶、柠檬皮，一起打成汁即可。

2. 绿茶也可以用抹茶粉来代替，或是用高山茶来取代，这些都可以提高瘦身和消脂的效果。

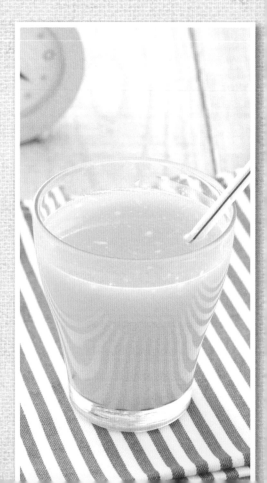

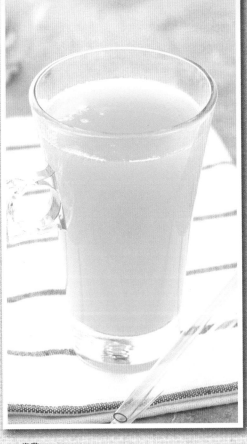

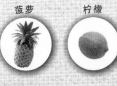

菠萝　　柠檬

菠萝紫苏汁

材料

紫苏8片
菠萝200克
柠檬25克

做法

1. 紫苏叶洗净后，沥干；菠萝去皮后，切成小片备用；柠檬洗净外皮，对切后去籽，再切成薄片备用。

2. 将所有材料放进果汁机内，一起打成汁即可。

菠萝

青椒菠萝优格

青椒40克　　　　原味优格200毫升
菠萝150克　　　　蜂蜜10克

1. 青椒洗净后对切去籽，再清洗一次，切成小块备用。

2. 菠萝削除外皮后沥干，切成小块。

3. 将青椒与菠萝放进果汁机中，加入原味优格与蜂蜜，一起打成泥即可。

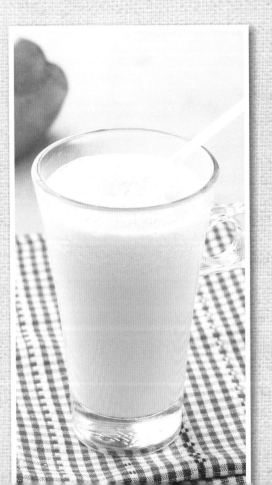

提高新陈代谢速率！

促进脂肪分解的柑橘蔬果汁

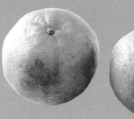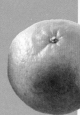

橘子等柑橘类食物中所含有的特殊生物碱——辛弗林（Synephrine）成分，是一种天然兴奋剂，具有增加血管收缩的作用，有助提高新陈代谢速率，促进脂肪氧化分解、增加热量消耗，辅助达到降低脂肪囤积、瘦身减重的效果。

柑橘 　　酪梨

酪梨柑橘蜜汁

材料

酪梨100克

柑橘30克

蜂蜜10克

做法

1. 酪梨洗净外皮后，去皮、对切去籽，切小块；柑橘洗净外皮后去籽，再撕成小瓣备用。

2. 将酪梨与柑橘放进果汁机中，加入蜂蜜，一起打成汁即可。

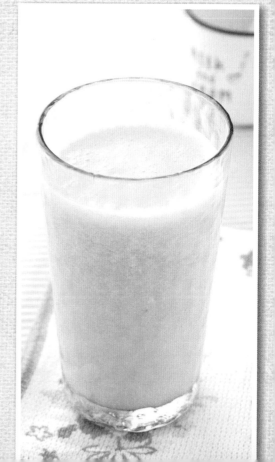

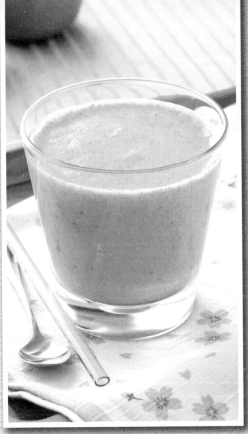

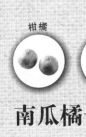

柑橘　　　南瓜

南瓜橘子优格

材料

南瓜100克
柑橘100克
原味优格100毫升

做法

1. 南瓜洗净外皮，去籽，切成小块备用。

2. 柑橘洗净外皮后，剥开去籽后备用。

3. 原味优格倒入果汁机中，加入南瓜块、柑橘，一起打成汁即可。

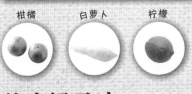

柑橘　　　白萝卜　　　柠檬

蜂蜜橘子汁

白萝卜200克　　　柠檬25克
柑橘100克　　　蜂蜜10克

1. 白萝卜洗净外皮后，切成小块备用。

2. 将柑橘和柠檬洗净外皮后，去籽再切成小片。

3. 将处理好的食材放进果汁机中，一起打成汁，再加入蜂蜜调味即可。

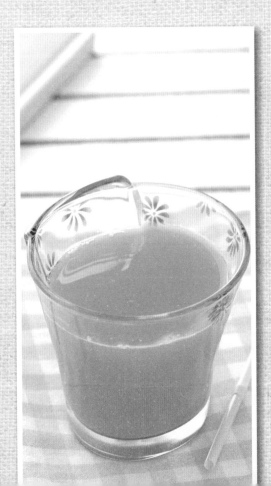

解决肥胖症状的特效蔬果汁

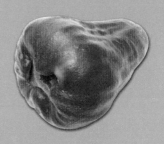

肥胖有分很多种不同的类型，有的人属于下半身肥胖，有的人则是水肿型肥胖，还有人是因为生病而肥胖。简单来说，想要瘦身必须从体质的调整开始，针对各种不同的肥胖症状，试着找到自己的对症调理蔬果汁吧！

莲雾　　　生菜　　　柠檬

健康生菜莲汁

材料

生菜100克	冷开水300毫升
莲雾40克	柠檬汁适量

做法

1. 将生菜与莲雾洗净，切成小块。

2. 将所有材料放进果汁机中打成汁即可。

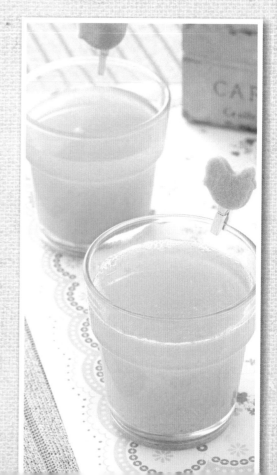

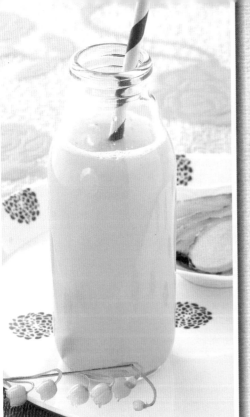

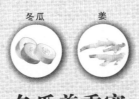

冬瓜　　姜

冬瓜姜香蜜

材料

冬瓜100克　　　　　冷开水300毫升
姜汁适量　　　　　　蜂蜜5克

做法

1. 冬瓜去皮、去籽后放入果汁机中，加入冷开水、姜汁打成汁。

2. 装杯后加入蜂蜜调匀即可。

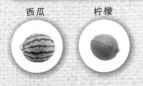

西瓜　　柠檬

青椒西瓜汁

青椒100克　　　　　柠檬汁适量
黄西瓜200克　　　　冷开水少许

1. 青椒洗净后去籽，切成小块；黄西瓜去皮，切成小块备用。

2. 将青椒、黄西瓜放入果汁机中，加入冷开水、柠檬汁一起打成汁即可。

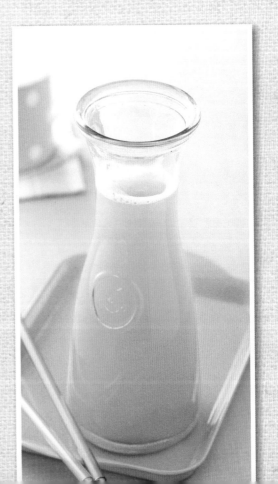

猕猴桃秋葵豆浆

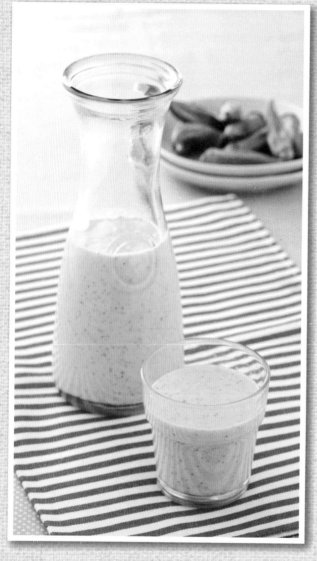

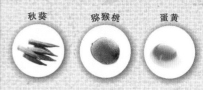

可预防便秘
且有助于瘦身

秋葵　　　猕猴桃　　　蛋黄

营养重点

秋葵当中含有多糖体
以及果胶，有利肠胃消化，
且能缓解便秘症状。此外，
它还有很多矿物质成分，可
补充身体失去的微量元素，
维持良好的生理机能。

材料

秋葵45克　　　　　鸡蛋1个
猕猴桃50克　　　　豆浆200毫升

做法

1. 秋葵洗净后，沥干备用；猕猴桃洗净
后，去皮，切成小块备用。

2. 鸡蛋洗净蛋壳，取蛋黄备用。

3. 把准备好的材料放进果汁机中，加入豆
浆打成汁即可。

桃子芝麻豆浆

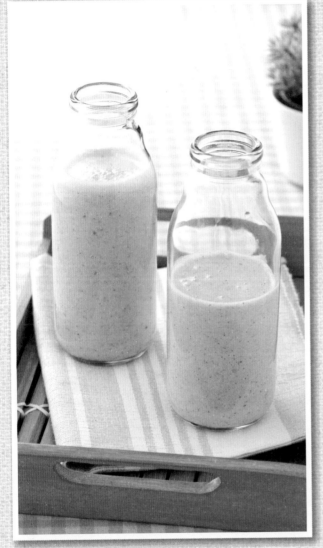

养颜美容
爽口好喝

水蜜桃　　黑芝麻　　蛋黄

营养重点

桃子芝麻豆浆是女性的养颜美容圣品，因其中的黑芝麻有助于滋养发根、润泽秀发，而所含丰富的维生素E则具有帮助延缓老化的功能。

材料

水蜜桃100克　　鸡蛋1个
芝麻糊10克　　豆浆200毫升

做法

1. 水蜜桃洗净外皮，去籽、刮除表皮绒毛，切成小块备用。

2. 鸡蛋洗净外壳后，取出蛋黄备用。

3. 将芝麻糊、豆浆放进果汁机中，加入做法1、2的材料一起打成汁。

茼蒿芹菜橙汁

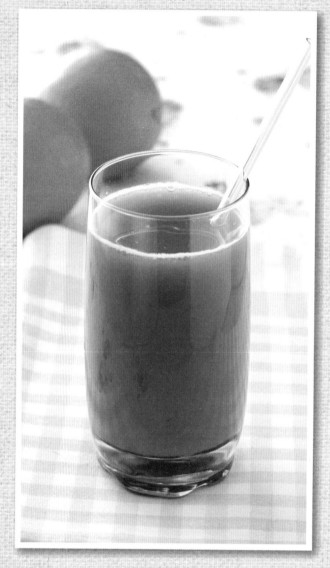

西芹　　　柳橙　　　柠檬

营养重点

　　茼蒿含有丰富的钾和矿物质，可代谢体内多余的水分，其中含有很多的粗纤维，能促进肠胃蠕动。此外，西芹具有丰富的纤维，能促进代谢，预防高血压。

材料

茼蒿菜50克　　　柳橙100克

西芹45克　　　　柠檬25克

做法

1. 将茼蒿菜洗净，切成小段。

2. 将西芹摘除叶子，洗净根部后切成小段备用。

3. 将柳橙、柠檬洗净后去皮、去籽，连同西芹与茼蒿菜一起放入果汁机中打成汁即可。

胡萝卜柠汁

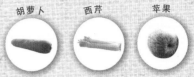

抗氧化、防癌
延缓老化

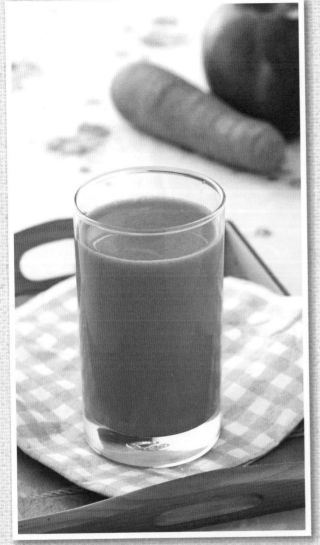

胡萝卜　　西芹　　苹果

营养重点

胡萝卜含有丰富的β–胡萝卜素，能够在人体内转变成维生素A，保健眼睛与皮肤。而且β–胡萝卜素还能够帮助人体抗氧化，减少体内自由基堆积，进而预防癌症。

材料

胡萝卜100克　　柠檬50克
西芹40克　　　橄榄油10毫升
苹果100克

做法

1. 胡萝卜洗净外皮后，切成小块备用；西芹摘除叶子洗净，切成小段，沥干；苹果与柠檬洗净外皮后，切小块。

2. 将处理好的食材放进果汁机中，加入橄榄油，一起打成汁即可。

苹果菠萝苏打

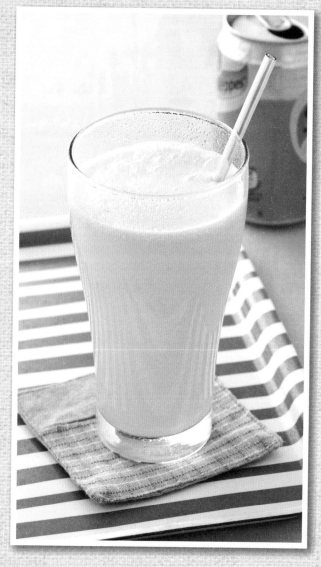

苹果

菠萝

柠檬

营养重点

菠萝所含的菠萝酵素具有非常好的减肥功效，因其能帮助消化、促进血液循环。菠萝酵素还有助于降血压、抗发炎。

材料

苹果100克　　柠檬汁5毫升
菠萝50克　　　碳酸水100毫升

做法

1. 将苹果洗净外皮后，切成小块，去籽后备用。

2. 菠萝去皮后，去梗切成小块，洗净。

3. 将苹果、菠萝放进果汁机中，加入柠檬汁与碳酸水，一起打成汁即可。

苹果蜜奶

促进排汗
消除水肿

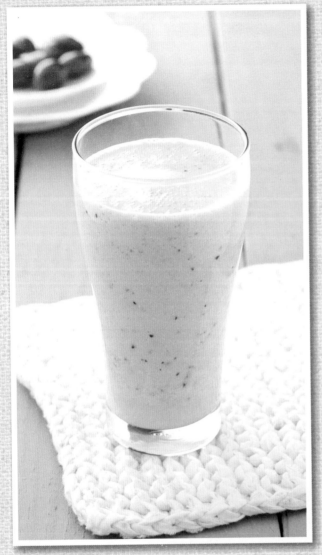

苹果 　姜

营养重点

本饮品含有姜醇、姜烯，可促进血液循环，提升代谢功能。姜辣素可促进排汗，消除下半身水肿。苹果所含的多酚和类黄酮，能降低血液中的中性脂肪，净化血液。

材料

苹果100克　　　200毫升
姜5片　　　　　蜂蜜10克

做法

1. 将苹果洗净外皮后去籽，再切成小块，备用。

2. 姜洗净外皮后，切成薄片备用。

3. 将苹果与姜片放进果汁机中，加入豆浆与蜂蜜，一起打成汁即可。

杏仁芹菜蜜汁

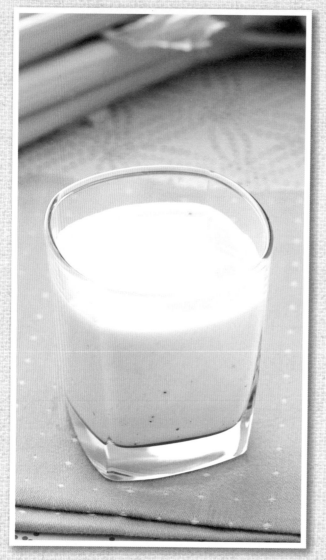

西芹　　　杏仁
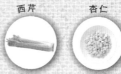

营养重点

　　杏仁的维生素E是所有坚果类中最高的，有很好的抗氧化效果，可维持身体细胞活力，改善疲劳。杏仁中的镁具有稳定血糖的效果，能预防糖尿病。蜂蜜则能维持人体细胞正常运作。

材料

西芹20克　　　白开水200毫升
杏仁5克　　　　蜂蜜3匙

做法

1. 将西芹叶子去掉后洗净，再切成小段，沥干备用。

2. 将西芹段放进果汁机中，加入杏仁、白开水与蜂蜜，一起打成汁即可。

香蕉优酪汁

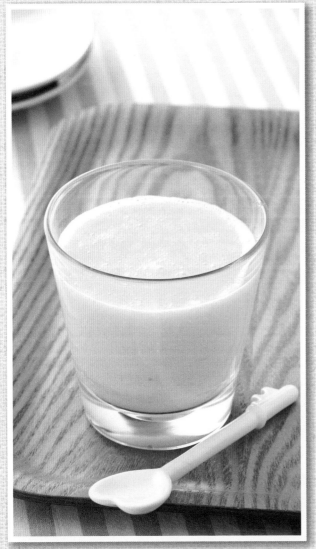

香蕉

营养重点

香蕉可以改善体质，并促进肠胃蠕动，改善便秘，让肠道健康，快速排除体内毒素。此外，本饮品有降低血压的功能，也有助于提升脑力。

材料

香蕉100克　　　　优酪乳300毫升

做法

1. 香蕉去皮后，切成小块备用。

2. 将香蕉与优酪乳放入果汁机中，一起打成汁即可。

紫苏绿茶

净化肠道
保湿美白

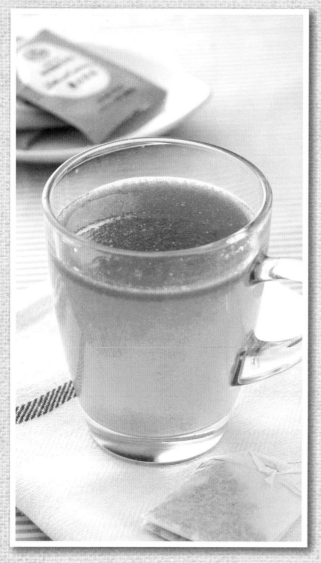

姜　　　绿茶

营养重点

　　紫苏有很好的抗菌作用，能治疗由大肠杆菌所引起的肠胃炎。绿茶中含有儿茶素，能预防因饮酒所造成的肝脏损伤。而姜所含的姜辣素，则能有效缓解酒后呕吐的症状。

材料

紫苏叶4片　　　绿茶200毫升
酸梅1颗　　　　姜适量

做法

1. 紫苏叶洗净；姜洗净，切成薄片备用。

2. 酸梅取果肉备用。

3. 将紫苏叶、姜片与酸梅果肉放进果汁机中，倒入绿茶，一起打成汁即可。

萝卜枇杷香苹汁

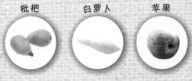

提升免疫力
防止皮肤干燥

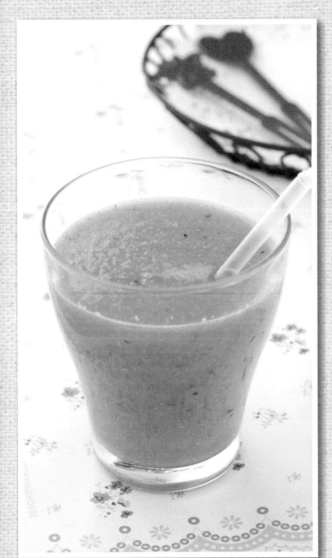

枇杷　　白萝卜　　苹果

营养重点

枇杷具有润肺止咳的功效，且其含有的 β–胡萝卜素，在进入人体后能转化为维生素A，除可防止皮肤干燥，还能有效提高人体免疫力。

材料

枇杷10颗　　　　苹果50克
白萝卜100克

做法

1. 枇杷洗净后，去皮、去籽；白萝卜洗净外皮后，刨掉外皮，切成小块备用。

2. 苹果洗净外皮，去籽，切成小块备用。

3. 将全部食材放入果汁机中，一起打成汁即可。

番石榴糙米汁

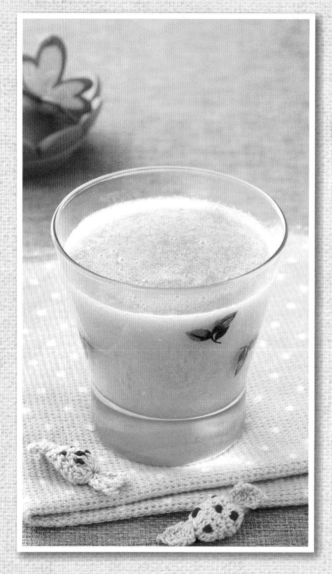

番石榴　　柠檬

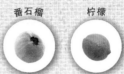

营养重点

　　本饮品含有很多的膳食纤维，对肠道有很好的清理作用，多喝可保肠道健康。另外，本饮品含有多种维生素A、B族维生素、维生素C和铁、钙、磷、钾、硫、镁，能补充人体所需的多数矿物质与维生素。

材料

番石榴100克　　柠檬50克
糙米茶300毫升

做法

1. 番石榴洗净后切成小块。

2. 将番石榴放进果汁机中，加入糙米茶，一起打成汁即可。

3. 调入适量的柠檬汁，可提升风味。

橘香优格

排便顺畅
有助于减重

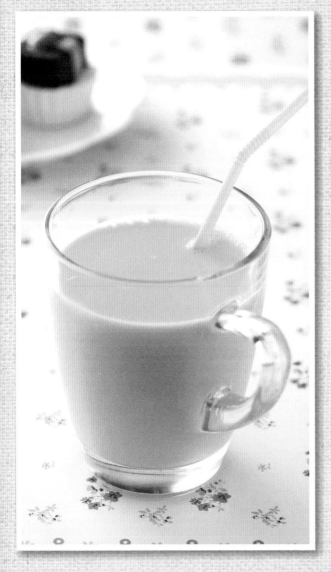

柑橘

营养重点

优格中的乳酸菌能增加肠道里的好菌，促进消化代谢，排除身体的废物与毒素，不仅能健全身体的消化代谢系统，更能有效预防感冒病毒的侵害。

材料

柑橘200克　　　蜂蜜10克
原味优格50毫升

做法

1. 柑橘洗净外皮后，去籽剥成小瓣备用。

2. 将柑橘瓣与原味优格、蜂蜜放进果汁机中，一起打成泥即可。

3. 如果选用的柑橘甜度较高，就可以不必放入蜂蜜。

南瓜蜜豆浆

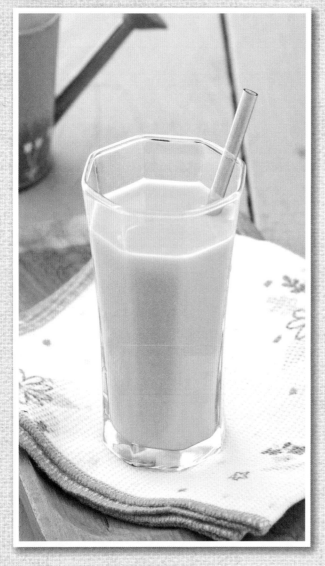

南瓜 　　蛋黄

营养重点

南瓜含有丰富的维生素A、维生素C、维生素E，具有很强的抗氧化效果，可有效预防高血压，增进肝脏的解毒功能。蛋黄当中含有类胡萝卜素、玉米黄素，也具有抗老效果。

材料

南瓜150克　　豆浆200毫升
鸡蛋1个　　　蜂蜜10克

做法

1. 南瓜洗净外皮后去籽，切成小块备用。

2. 鸡蛋洗净外壳后，取出蛋黄备用。

3. 将南瓜与蛋黄放进果汁机中，加入豆浆与蜂蜜，一起打成汁即可。

柠汁白菜蜜

小白菜 　柠檬

营养重点

柠汁白菜蜜有抗老化和补血的功能，对于初期骨质疏松的人，有很好的防治效果，且能有效纾压，消除疲劳，重拾活力。

材料

小白菜100克　　冷开水300毫升
柠檬汁适量　　　蜂蜜适量

做法

1. 小白菜洗净，切成适当大小，放入果汁机中，加入开水一起打成汁后备用。

2. 将打好的小白菜汁倒入杯中后，再加入柠檬汁与蜂蜜调匀即可。

酪梨核桃蜜豆浆

调理气血
降低胆固醇

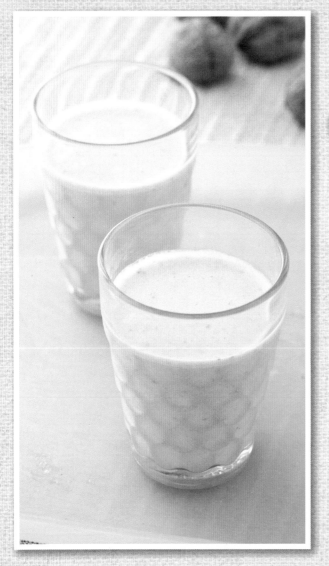

酪梨 　核桃

营养重点

核桃含有优秀蛋白质，是孩童成长发育中极佳的蛋白质补充食物。其中所含的赖氨酸对大脑很有益，能够补充脑部所需营养，且能缓解神经衰弱、健忘与失眠症状。

材料

酪梨100克　　豆浆200毫升
紫苏5片　　　蜂蜜10克
核桃10颗

做法

1. 酪梨洗净外皮，去掉外皮和籽后，切成小块；紫苏洗净后备用。

2. 将酪梨、紫苏、核桃放入果汁机中，加入豆浆、蜂蜜，一起打成汁即可。

上海青豆浆

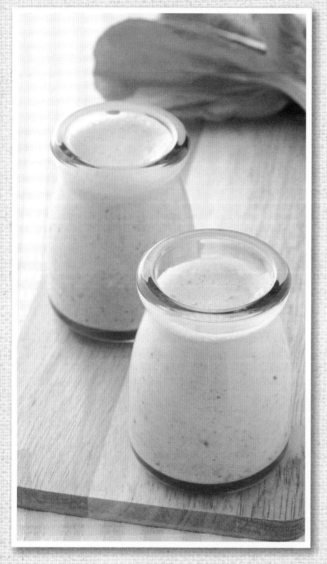

上海青

营养重点

喝豆浆能提升人体免疫力，并改善便秘症状。豆浆中所富含的优质植物蛋白质，还可以滋润肌肤、增进肌肉生长。豆浆中所含的钙质，也有利于骨骼发育。

材料

上海青100克　　麦芽糖适量

豆浆200毫升

做法

1. 上海青洗净后，用手撕成小片，放进果汁机中。

2. 将豆浆和麦芽糖充分地调匀后，与上海青一起打成汁即可。

活颜蜜桃汁

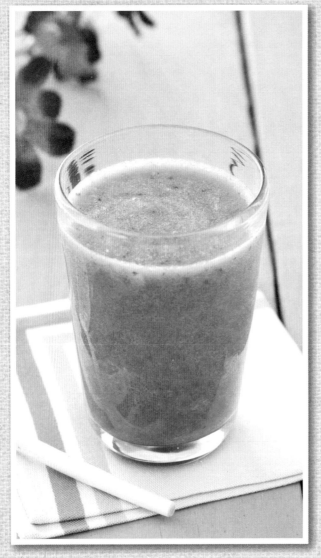

水蜜桃

营养重点

桃子具有润肠的效果，常吃可以使肠道保持健康，排便顺利。桃子还能生津止渴，如果夏天有口干舌燥的问题，可以多吃。另外，桃子含有丰富的铁，有很好的补血效果，能改善贫血。

材料

水蜜桃100克　　糙米茶300毫升

做法

1. 水蜜桃去皮、去果核，留下果肉备用。

2. 将水蜜桃果肉和糙米茶放进果汁机中，打成汁即可。

葡萄菠萝柠汁

排除体内毒素
增进身体活力

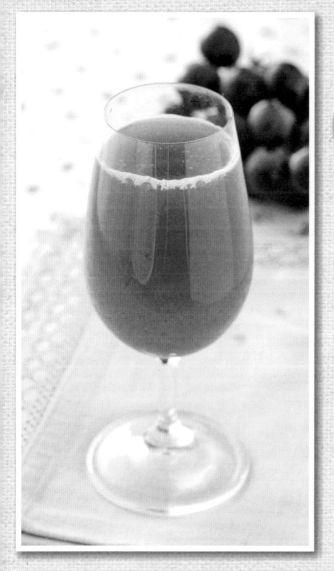

葡萄　　　柠檬　　　菠萝

营养重点

　　葡萄对身体有补气的
效果，可以加强体力和元
气，并排除体内多余的水
分。此外，它还具有补血的
功效，如果有轻度的贫血，
吃葡萄就可很快获得改善。

材料

葡萄10颗　　　　冷开水300毫升
柠檬汁25毫升　　蜂蜜适量
菠萝30克

做法

1. 菠萝去皮、洗净后，切成小片。

2. 将菠萝片、葡萄连皮带籽一起放进果汁
机中，再加入冷开水与柠檬汁，一起打
成汁。

3. 最后，加入蜂蜜调味即可。

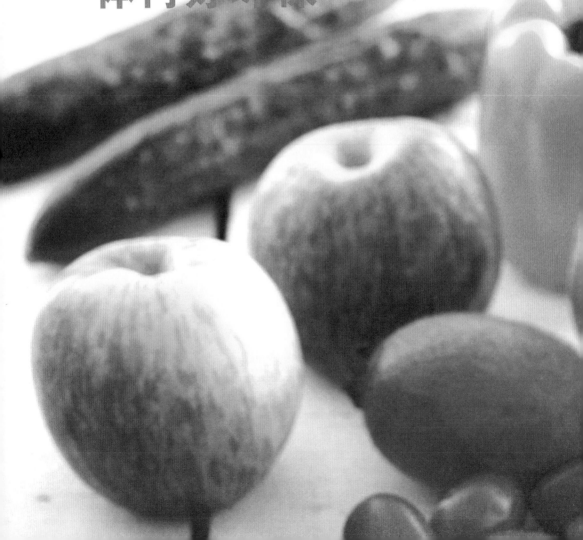

CHAPTER 4

提升排毒力，
体内好环保

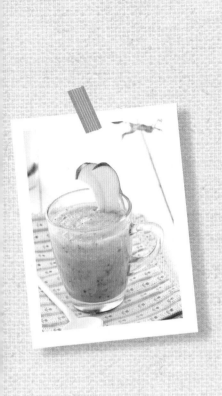

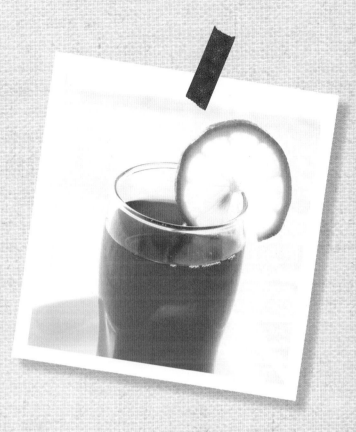

蔬菜与水果中蕴含大量的高纤维，

高纤维是身体中的排毒高手，

充足摄取能帮助代谢身体的毒素与脂肪，

使身体保持年轻活力，造就苗条的体态。

饮用蔬果汁，一定要选择使用新鲜蔬果打成的，

并连同含纤维质的果渣一起饮用，效果最佳。

消除水肿、恢复精力！

可以消除疲劳的
包菜蔬果汁

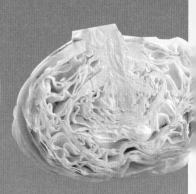

包菜是消除水肿的优质蔬菜，食用包菜能带来饱足感，含有丰富的维生素C、维生素E和B族维生素。经常吃包菜，能轻松达到身体对膳食纤维素的需求，增强胃肠功能，促进肠道蠕动。对于容易在减肥中产生疲劳感的人来说，包菜能帮助恢复精力与消除疲劳。

 包菜　 菠萝　 小黄瓜

包菜菠萝汁

材料

包菜150克	小黄瓜200克
菠萝25克	水200毫升

做法

1. 蔬果洗净；包菜撕成小片；菠萝切块；小黄瓜切段。

2. 将处理好的食材放入果汁机中，加水搅打均匀即可。

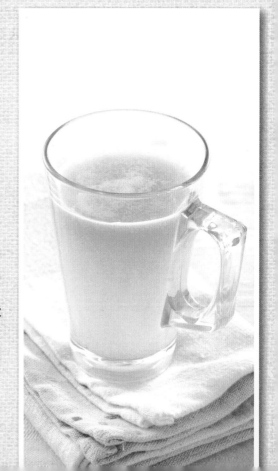

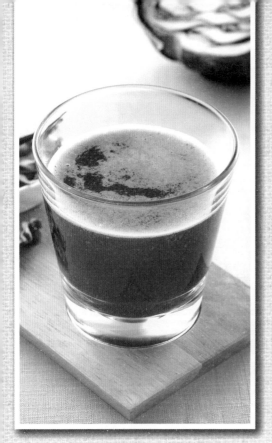

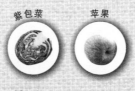
紫包菜　　　苹果

紫包菜汁

材料

紫包菜100克　　　　柠檬5克
苹果50克　　　　　　水200毫升

做法

1. 蔬果洗净；紫包菜撕成小片；苹果切块；柠檬榨汁。

2. 将处理好的食材放入果汁机中，加水搅打均匀即可。

 包菜　　　 猕猴桃

包菜猕猴桃汁

材料

包菜100克　　　　柠檬5克
猕猴桃80克　　　　水200毫升

做法

1. 蔬果洗净；包菜撕成小片；猕猴桃切块；柠檬榨汁。

2. 将处理好的食材放入果汁机中，加水搅打均匀即可。

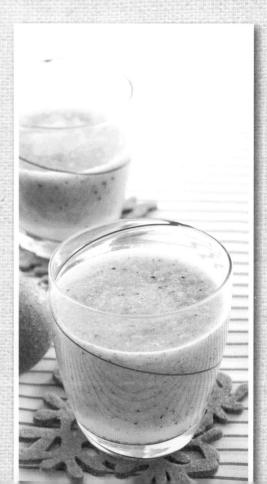

可以降低血糖的西芹蔬果汁

西芹含有大量的维生素 B1、维生素 B2、磷、钾，可补充体内的膳食纤维素及矿物质，对通便有效，另外对食欲不振、虚冷症也有效果。西芹还含有丰富的膳食纤维，能够使糖分的吸收变慢，防止餐后血糖值迅速上升。它还含有西芹碱、甘露醇等活性成分，经常食用可降低血糖。

西芹 　番石榴

西芹番石榴汁

材料

西芹100克
番石榴100克
水200毫升

做法

1. 蔬果洗净；西芹切段；番石榴切块。

2. 将西芹、番石榴放入果汁机中，加水搅打均匀即可。

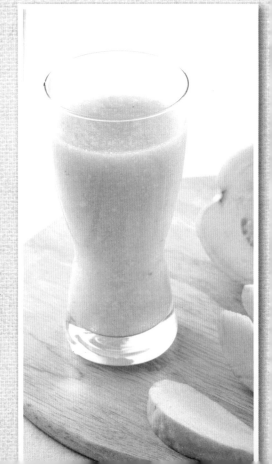

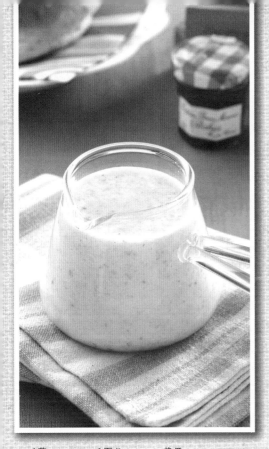

西芹

西芹优酪乳

材料

西芹100克

低脂无糖优酪乳50毫升

做法

1. 西芹切段。

2. 将西芹和低脂无糖优酪乳放入果汁机中，搅打均匀即可。

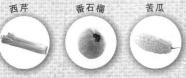

西芹　　番石榴　　苦瓜

西芹番石榴苦瓜汁

材料

西芹100克　　　番石榴25克

苦瓜50克　　　　水200毫升

做法

1. 蔬果洗净；西芹切段；苦瓜、番石榴分别切块。

2. 将切好的食材放入果汁机中，加水搅打均匀即可。

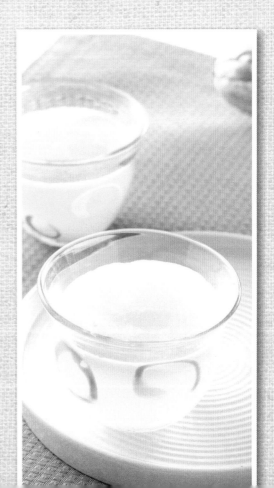

有效维护肝脏健康！

可以清热解毒的 芦笋蔬果汁

芦笋有绿芦笋、白芦笋两种，两者营养含量不尽相同。白芦笋的膳食纤维含量高于绿芦笋的，含糖量较低，但绿芦笋维生素A、维生素C、叶酸、镁、铁、锰、锌均高于白芦笋的，两者各有千秋。芦笋可以促进肝脏的解毒机能，维护肝脏健康。

芦笋

芦笋汁

材料

芦笋100克
水200毫升

做法

1. 芦笋洗净，切段。

2. 将芦笋段放入果汁机中，加水搅打均匀即可。

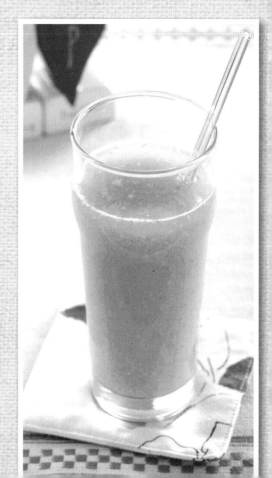

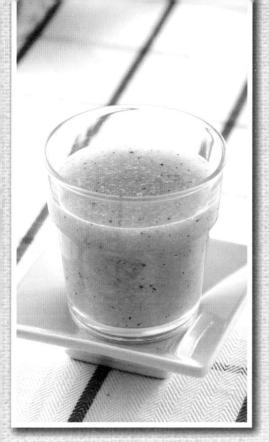

芦笋　　猕猴桃　　苹果

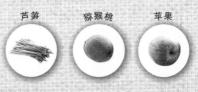

芦笋猕猴桃汁

材料

芦笋50克　　　　　　　柠檬5克

猕猴桃100克　　　　　水200毫升

苹果50克

做法

1. 蔬果洗净；芦笋切段；猕猴桃、苹果切块；柠檬榨汁。

2. 将处理好的食材放入果汁机中，加水搅打均匀即可。

芦笋　　西芹　　柳橙

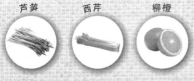

芦笋芹菜汁

材料

芦笋50克　　　　水200毫升

西芹100克

柳橙50克

做法

1. 柳橙榨成汁。

2. 西芹、芦笋分别洗净、切段。

3. 将处理好的食材放入果汁机中，加水搅打均匀即可。

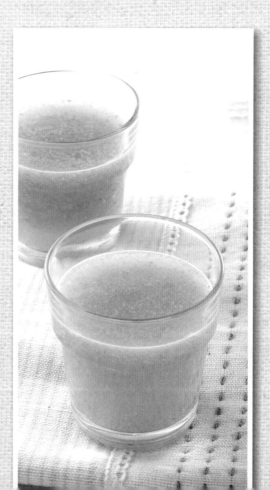

抑制糖类转化为脂肪！

能有效降血脂的 小黄瓜蔬果汁

小黄瓜所含的膳食纤维能排除毒素，具有清热消渴、利尿作用。小黄瓜还可抑制糖类转化为脂肪，具有降血糖、降血脂和减肥作用。小黄瓜生鲜好吃，适用于凉拌、清炒，用途广泛，还可以敷脸、泡澡。如果家里有空地，又有时间，不妨自己栽种小黄瓜，既安全卫生又可以享受田园之乐。

小黄瓜

小黄瓜蜜饮

材料

小黄瓜200克
蜂蜜5克
水200毫升

做法

1. 小黄瓜洗净，切块。

2. 将小黄瓜放入果汁机中，再加入蜂蜜与水，搅打均匀即可。

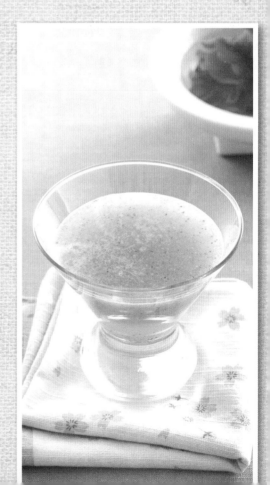

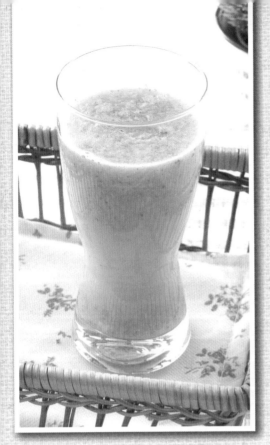

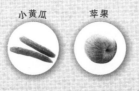

小黄瓜　苹果

小黄瓜苹果汁

材料

小黄瓜200克

苹果50克

水200毫升

做法

1. 蔬果洗净；小黄瓜、苹果切块。

2. 将小黄瓜、苹果放入果汁机中，加水搅打均匀即可。

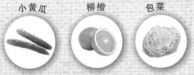

小黄瓜　柳橙　包菜

小黄瓜蔬果汁

材料

小黄瓜200克	包菜50克
柳橙50克	柠檬汁10毫升
苹果25克	水200毫升

做法

1. 蔬果洗净；小黄瓜、苹果切块；包菜撕成小片；柳橙榨汁。

2. 将全部食材放入果汁机搅打均匀即可。

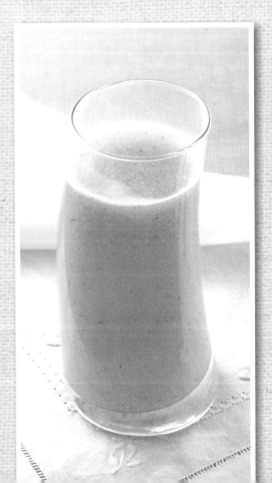

可以清火解热的
苦瓜蔬果汁

苦瓜有清火解热的功效，能促进胃液大量分泌，可以增进食欲。苦瓜生汁能调解体内的酸碱值，还有明显的降血糖作用，可以安眠及镇静，很适合糖尿病患者在烦躁的夏天饮用。苦瓜种类很多，最常见的有山苦瓜、绿苦瓜、白苦瓜，以山苦瓜最苦，功效则都差不多，一般煮汤、打汁多用白苦瓜。

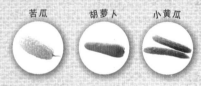

苦瓜　　胡萝卜　　小黄瓜

苦瓜综合汁

材料

胡萝卜50克	苦瓜25克
西芹60克	小黄瓜80克
苹果25克	

做法

1. 所有食材洗净，胡萝卜、苹果、苦瓜、小黄瓜切块；西芹切段。

2. 将全部的食材加入果汁机中，搅打均匀即可。

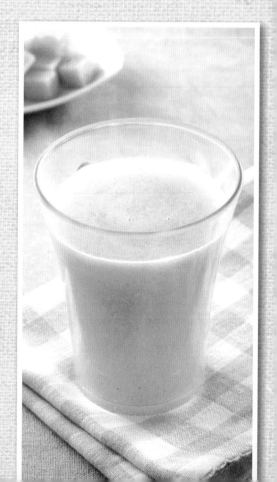

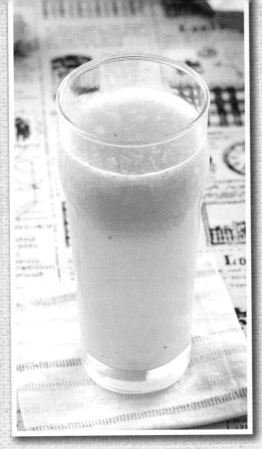

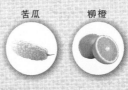

苦瓜　柳橙

苦瓜柳橙汁

材料

苦瓜50克

柳橙50克

水200毫升

做法

1. 蔬果洗净；苦瓜切块；柳橙挖肉。

2. 将苦瓜块、柳橙肉放入果汁机中，加水搅打均匀即可。

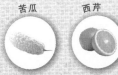

苦瓜　西芹

苦瓜芹菜汁

材料

苦瓜50克

西芹100克

水200毫升

做法

1. 蔬菜洗净；苦瓜切块；西芹切段。

2. 将苦瓜块、西芹段放入果汁机中，加水搅打均匀即可。

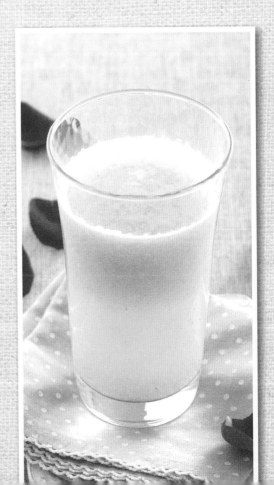

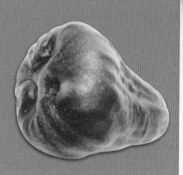

糖分少、消暑解渴！

可以帮助消化的莲雾蔬果汁

莲雾含糖量不高，适合糖尿病患者食用；它还具有利尿、消暑解渴和帮助消化等功效。买回来的莲雾请用塑胶袋套好，外面再用报纸包好，再放入冷藏室，这样可以让莲雾不会变得湿湿软软的，冰过的莲雾口感才会更好。

莲雾

薏仁

莲雾薏仁豆浆

材料

| 莲雾45克 | 豆浆150毫升 |
| 熟薏仁少许 | 水适量 |

做法

1. 蔬果洗净；莲雾切块。

2. 将莲雾与熟薏仁、豆浆一起放入果汁机，加水搅打均匀即可。

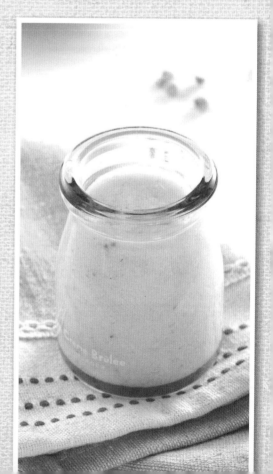

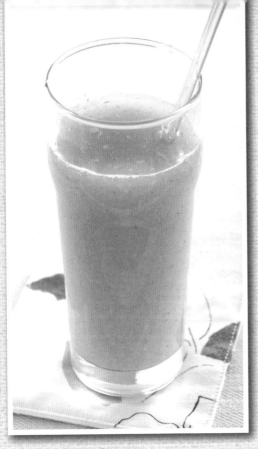

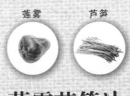

莲雾　芦笋

莲雾芦笋汁

材料

　莲雾45克

　芦笋50克

　水200毫升

做法

1. 蔬果洗净；莲雾切块；芦笋切段。

2. 将莲雾、芦笋放入果汁机中，加水搅打均匀即可。

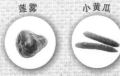

莲雾　小黄瓜

莲雾小黄瓜汁

材料

　莲雾45克

　小黄瓜100克

　水200毫升

做法

1. 蔬果洗净；莲雾切块；小黄瓜切段。

2. 将莲雾、小黄瓜放入果汁机中，加水搅打均匀即可。

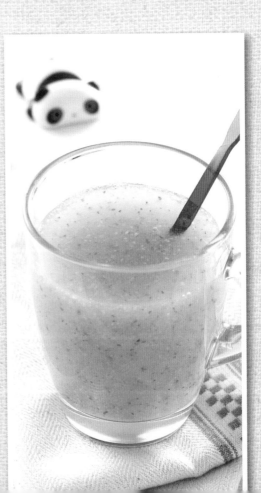

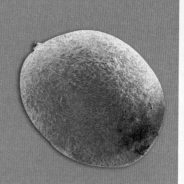

水果中营养成分最高！

提升基础代谢的
猕猴桃蔬果汁

猕猴桃被认为是水果当中营养成分最高的一种水果，它不但富有维生素 C、维生素 E 和钙，还有促进生长激素的氨基酸，能够帮助成长中的孩子发育，也能促进减肥者的基础代谢率，提升减肥成效。

猕猴桃

猕猴桃抹茶优格

材料

猕猴桃100克　　　原味优格200毫升
绿茶粉10克　　　　蜂蜜10克

做法

1. 将猕猴桃洗净外皮，去皮后切成小块，备用。

2. 将猕猴桃放进果汁机内，加入绿茶粉、原味优格以及蜂蜜，一起打成汁即可。

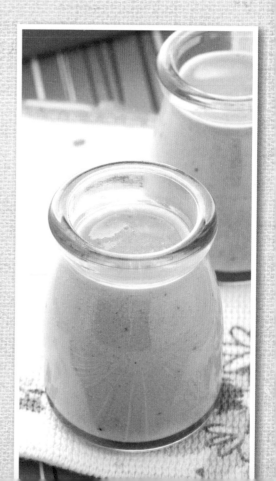

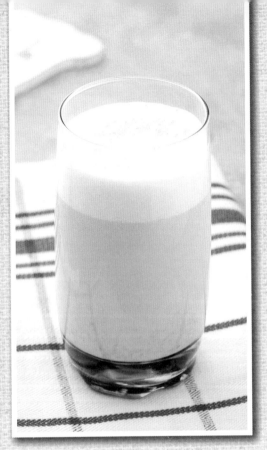

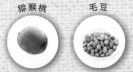

猕猴桃　　毛豆

毛豆猕猴桃杏仁优格

材料

毛豆20颗　　　　　　　原味优格200毫升

猕猴桃100克　　　　　蜂蜜10克

杏仁粉10克

做法

1. 毛豆去豆荚后洗净，放入水中煮熟。

2. 猕猴桃洗净外皮后，去皮切块。

3. 将煮熟的毛豆与猕猴桃放进果汁机中，加入杏仁粉、原味优格与蜂蜜，一起打成汁即可。

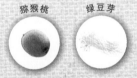

猕猴桃　　绿豆芽

猕猴桃豆芽蜜奶

材料

绿豆芽50克　　　　　原味优格100毫升

猕猴桃100克　　　　　蜂蜜10克

做法

1. 绿豆芽洗净后，沥干备用。

2. 猕猴桃洗净外皮后，去皮切小块。

3. 将绿豆芽与猕猴桃放进果汁机中，加入原味优格与蜂蜜，一起打成汁即可。

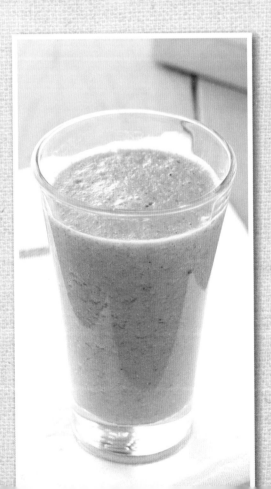

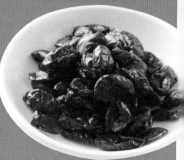

丰富的抗氧化成分！

可降低胆固醇的蔓越莓蔬果汁

蔓越莓含有丰富的抗氧化成分，可降低血中胆固醇和三酸甘油脂。市售的蔓越莓汁大都添加糖类，蔓越莓果干也是。血糖控制良好的糖尿病患者，买回来就不需再加糖；如果要严格控制血糖的糖尿病患者，建议可以买新鲜的蔓越莓果实。

蔓越莓   葡萄

蔓越莓葡萄汁

材料

葡萄5粒
蔓越莓汁100毫升

做法

1. 葡萄洗净。

2. 将葡萄与蔓越莓汁放入果汁机中，搅打均匀即可。

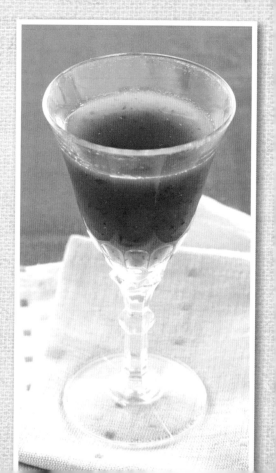

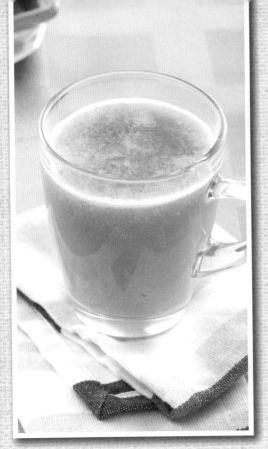

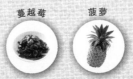

蔓越莓　　菠萝

蔓越莓菠萝汁

材料

蔓越莓汁100毫升

菠萝100克

做法

1. 菠萝洗净，切块。

2. 将菠萝与蔓越莓汁放入果汁机中，搅打均匀即可。

蔓越莓　　柠檬

蔓越莓醋柠檬茶

材料

蔓越莓醋50毫升

柠檬25克

红茶包1个

做法

1. 柠檬榨汁。

2. 用沸水冲泡红茶包3分钟，放凉。

3. 将放凉的红茶倒入杯中，加入蔓越莓醋及柠檬汁即可。

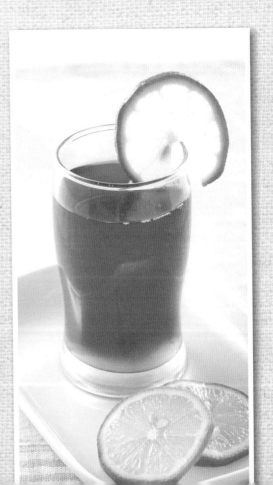

具有美肤功效的苹果蔬果汁

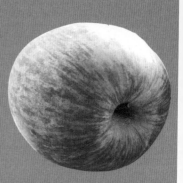

苹果含有钾、镁两种矿物质，能够有效消除肩颈酸痛，而苹果当中的果胶则能够促进消化代谢，避免体内囤积废物与毒素。苹果还富含叶酸，有助于预防心脏疾病；另外，因属碱性水果，故可中和体内酸性物质；其中还含有维生素C，可以去除皮肤斑点，具有美肤功效。

苹果

小白菜

香苹白菜汁

材料

小白菜100克	蜂蜜适量
苹果25克	柠檬汁少许
冷开水300毫升	

做法

1. 小白菜洗净后，切成小段；苹果洗净，去籽后切成小片。

2. 将小白菜、苹果、柠檬汁、冷开水一起放进果汁机中打成汁。

3. 最后加入蜂蜜调味即可。

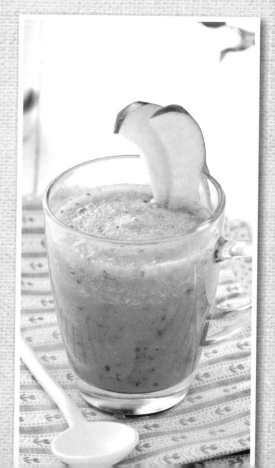

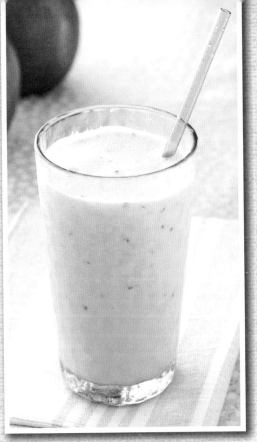

苹果　　　杏仁

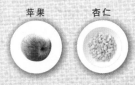

杏仁苹果豆浆

材料

苹果50克

杏仁粉10克

豆浆200毫升

做法

1. 苹果洗净外皮后去籽，切小块备用。

2. 将苹果放进果汁机中，再加入杏仁粉与豆浆，一起打成汁即可。

苹果　　　冬瓜　　　柠檬

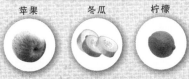

冬瓜香苹蜜汁

材料

苹果100克　　　柠檬25克

冬瓜100克　　　蜂蜜10克

做法

1. 将苹果洗净，切小块后去籽；柠檬洗净，切片。

2. 将冬瓜洗净后去皮去籽，切小块。

3. 将苹果、柠檬以及冬瓜放进果汁机中，加入蜂蜜，一起打成汁即可。

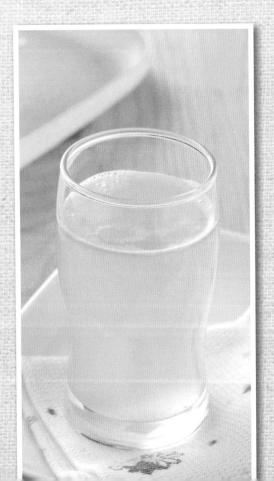

可以舒缓神经的香蕉蔬果汁

香蕉含有一种氨基酸，能转化为血清促进素，可松弛神经，而香蕉所含的B族维生素，也有助于舒缓神经系统。香蕉还含有能提高人体免疫力的营养素，如维生素 B_6、维生素 C，能提高主导体内免疫系统的白血球数量，让血液循环运作得更好，增进免疫力，预防癌症。

香蕉

香蕉黑枣奶

材料

香蕉100克
黑枣2颗
豆浆200毫升

做法

1. 香蕉剥去皮后，切小段。

2. 黑枣去籽备用。

3. 将香蕉与黑枣放进果汁机中，加入豆浆，一起打成汁即可。

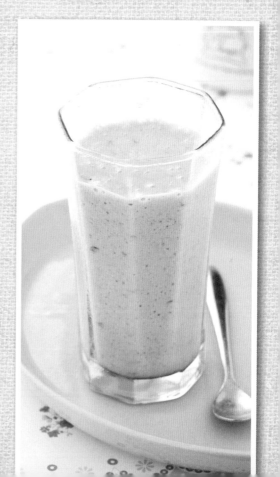

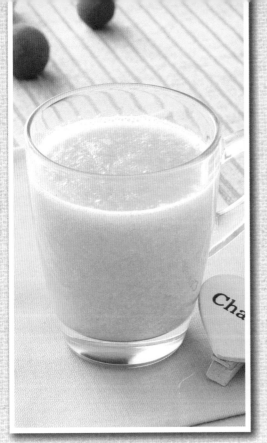

香蕉　西瓜　柠檬

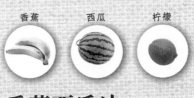

香蕉西瓜汁

材料

香蕉100克　　　　　柠檬汁适量
黄西瓜300克　　　　冷开水少许

做法

1. 香蕉去皮后，和柠檬汁一起搅拌均匀。

2. 黄西瓜去皮后，切成小块，和做法1的食材一起放进果汁机中，加入冷开水一起打成汁即可。

香蕉　豆腐　黑芝麻

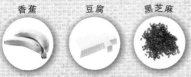

香蕉芝麻糊

材料

香蕉100克　　　　　黑芝麻5克
嫩豆腐100克　　　　豆浆200毫升

做法

1. 香蕉去皮后，切成小段备用。

2. 将嫩豆腐切成小块备用。

3. 将香蕉与嫩豆腐放进果汁机中，加入黑芝麻与豆浆，一起打成泥即可。

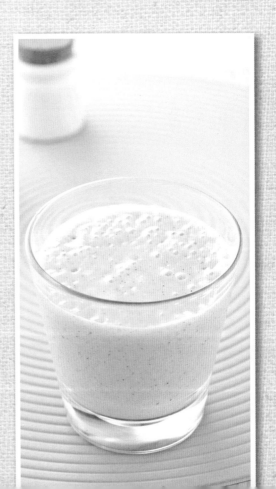

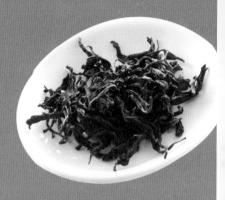

汉方茶饮及水果醋饮！

能温和瘦身的
茶饮与醋饮

运用中医草药材及蔬果制作的减肥茶饮和醋饮，有的能帮助清热解毒，有的能帮助消除身体多余水分，对于改善下半身虚胖症状具有疗效。各种运用汉方材料调制的减肥瘦身食疗方，不仅滋补养身，同时兼具瘦身与润肤的多重效果，适合喜欢温和长远减肥方的人多加运用。

葡萄柚

香柚奶茶

材料

葡萄柚100克 　　鲜奶50毫升

红茶袋1包 　　　蜂蜜5克

做法

1. 红茶包放入热开水中泡出红茶，备用。

2. 葡萄柚洗净、剖开，用榨汁机榨汁。

3. 将葡萄柚汁倒入红茶中，再加入鲜奶、蜂蜜即可。

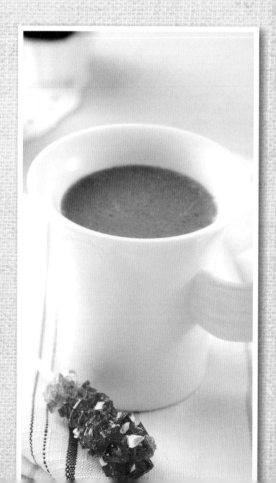

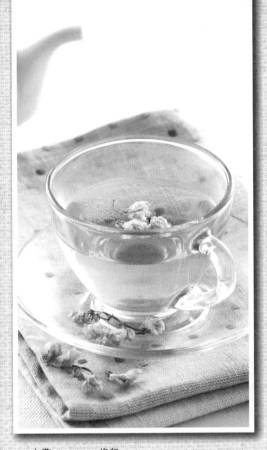

茉莉花

茉莉花茶

材料

茉莉花5克

做法

1. 取干燥的茉莉花，放入杯中。

2. 加入200毫升的热开水，冲泡10分钟即可饮用。

山药

枸杞

山药茶

材料

山药10克

枸杞适量

做法

1. 将山药放入500毫升的冷水中，浸泡20分钟。

2. 将山药放入锅中加水煮开后，再以小火煮10分钟，再加入枸杞煮1分钟即可。

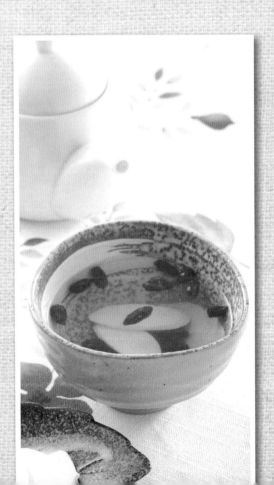

山楂番石榴茶

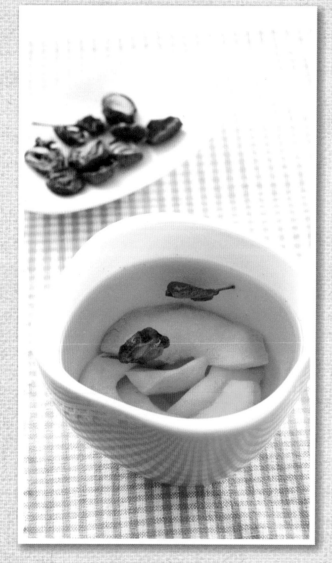

山楂

营养重点

山楂所含的三萜类和黄酮成分能软化血管、降低胆固醇和血压、促进脂类分解，因此，对于心血管疾病如高血脂症、高血压病、动脉硬化，以及肥胖的人是最好的帮手。

材料

山楂少许　　番石榴干少许

做法

1. 将山楂、番石榴干放入锅中，加500毫升的水。

2. 以小火煮30分钟后，滤渣，取汁备用。

抹茶牛奶

降低血糖
增强免疫力

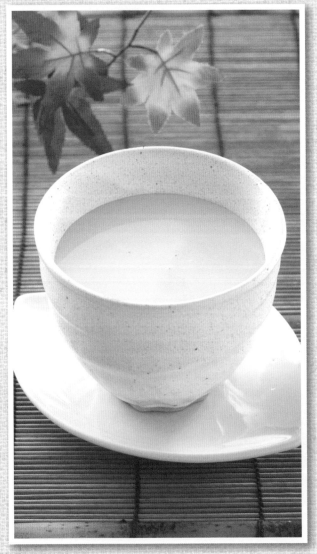

牛奶

营养重点

抹茶为不发酵茶，比乌龙茶或红茶的维生素C含量高。饮用抹茶有降低血糖和血压、控制胆固醇、降低癌症发病率、增强免疫力以及养颜美容等功效。

材料

抹茶粉少许　　低脂牛奶150毫升

做法

1. 将低脂牛奶加热至温。

2. 再加入抹茶粉搅拌均匀即可。

罗汉果绿茶

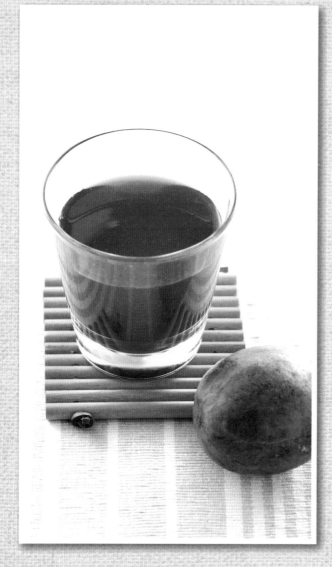

罗汉果　　　绿茶

营养重点 ✎

罗汉果有清肺止咳、润肠通便的功效。罗汉果中的葡萄糖、果糖成分，是糖尿病患者最良好的天然代糖。罗汉果对高血压、血管硬化也具有很好的辅助治疗效果。

材料

罗汉果1粒　　　绿茶包1个

做法

1. 将罗汉果放入装有1000毫升水的砂锅内，先以大火煮开，再以小火煮成汁液呈棕色。

2. 取汁倒入杯中，放入绿茶包，盖盖闷5~10分钟即可。

水果绿茶

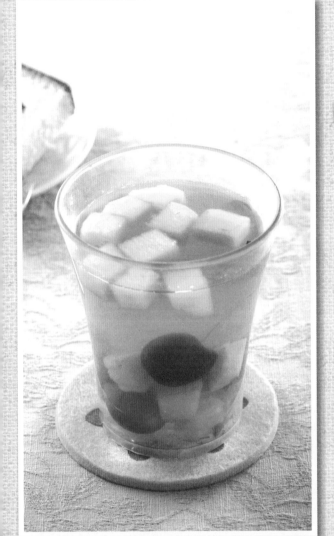

酵素多多
帮助燃烧脂肪

菠萝　　　苹果　　　樱桃

营养重点

绿茶所含的茶多糖，是茶叶复合多糖的简称，由糖类、果胶、蛋白质等组成。茶多糖的主要功效有降血糖、降血脂等。

材料

绿茶5克	樱桃3颗
菠萝1片	金橘数颗
苹果少许	果寡糖适量

做法

1. 绿茶用约60℃的水冲泡2分钟；水果全部切片。

2. 将泡好的茶与果寡糖放入杯中搅拌均匀，再加入切片的水果即可。

何首乌决明茶

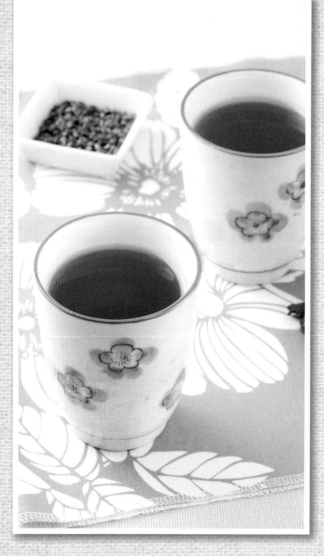

何首乌　决明子

营养重点

　　决明子又名草决明、羊明，是中医眼科的药材，适用于肝热或肝经风热所致的目赤涩痛的症状，现代药理指出其具有保肝、降压、降血脂的功效。

材料

何首乌10克　　热水300毫升
决明子10克

做法

1. 将决明子用棉布袋包起来；何首乌研磨成粉。

2. 将决明子、何首乌用热开水冲泡约15分钟即可饮用。

山楂五味子茶

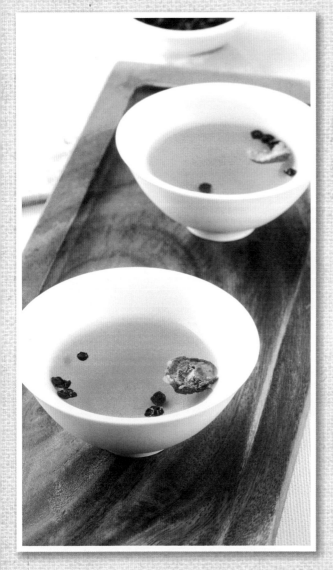

山楂

五味子

营养重点

山楂又称仙楂、生山楂，具有舒张血管的功能，可以增加输送到心脏的血液氧气流量，具有改善高血压和冠状动脉硬化等疾病。

材料

山楂10克　　　五味子10克

做法

1. 将山楂与五味子用棉布包起来，一起放进茶壶。

2. 再用热开水冲泡5分钟即可饮用。

菊花枸杞茶

护眼护肝
降血压

菊花　　枸杞

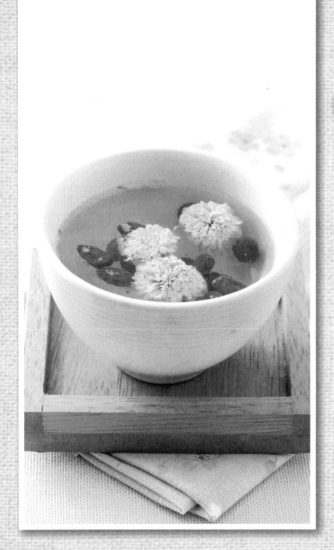

营养重点

　　菊花有散风清热、平肝明目的功能，也有辅助治疗高血压的功能。枸杞能滋补肝肾，益精明目，近年来更被广泛应用于辅助治疗高血压及冠心病。

材料

菊花10克　　　　热开水250毫升
枸杞5克

做法

1. 将菊花与枸杞一起放入茶杯中，冲入热开水。

2. 闷泡5~10分钟，滤渣后即可饮用。

玫瑰乌龙茶

养颜美容
降血压

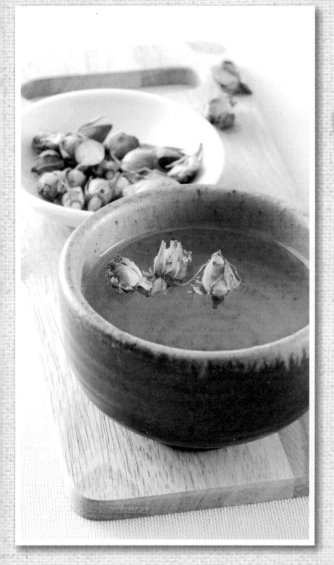

玫瑰花　　乌龙茶

营养重点

　　玫瑰能疏肝镇痛、促进血液循环，还能帮助身体新陈代谢、预防心血管疾病，也可以解郁调经、养颜美容。

材料

玫瑰花10克　　　热开水200毫升
乌龙茶5克

做法

1. 将玫瑰花与乌龙茶用棉布包起来。

2. 再用热开水冲泡5分钟即可饮用。

决明菊楂茶

护眼养肝
降血压

决明子　　菊花　　山楂

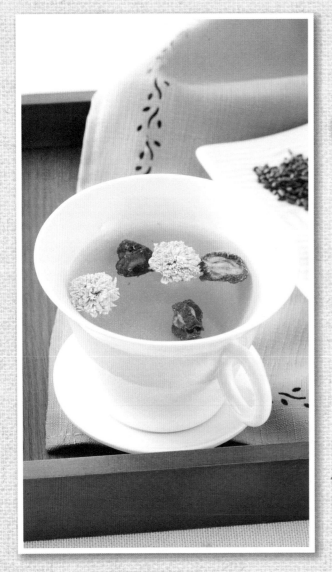

营养重点

　　菊花泡茶，可以春暖去湿、夏暑解渴、秋日解燥、冬季清火。但体虚、胃寒腹泻的人最好不要常常喝菊花茶。

材料

决明子10克　　山楂5克
菊花5克

做法

1. 将所有材料放入茶杯中，冲入热开水。

2. 闷泡5～10分钟，滤渣后即可饮用。

红枣绿茶

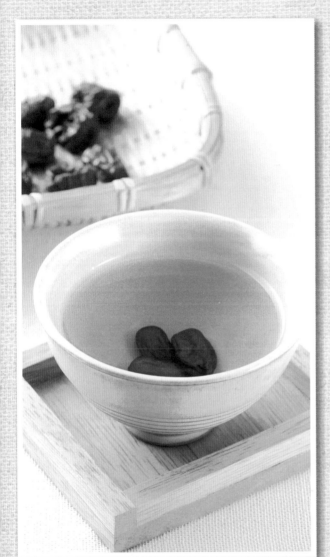

有安眠功效
去油腻

红枣 　绿茶

营养重点

红枣味甘性温，可以补中安眠、益气生津，还可以镇静利尿、增强体力，适合体弱无力、面黄肌瘦的人食用。

材料

红枣10克　　热水200毫升
绿茶5克

做法

1. 红枣洗净，用沸水煮3~5分钟。

2. 绿茶用棉布包起来，用热水冲泡3分钟，滤渣。

3. 将煮软的红枣加入绿茶中即可饮用。

荷叶桂花茶

减肥瘦身
降血压

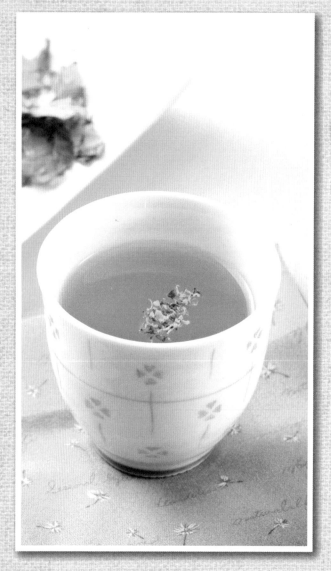

荷叶　　绿茶

营养重点

荷叶为睡莲科植物莲
的茎叶。中医认为，荷叶有
清热解暑、平肝降脂的功
效。现代药理指明，荷叶能
减肥、降脂、降血压。

材料

荷叶5克　　　　水250毫升
桂花5克　　　　冰糖少许
绿茶2克

做法

1. 准备一锅水，煮沸，再加入荷叶、桂
   花、绿茶，以小火煮3～5分钟。

2. 滤渣，加入冰糖调味即可饮用。

薰衣草茶

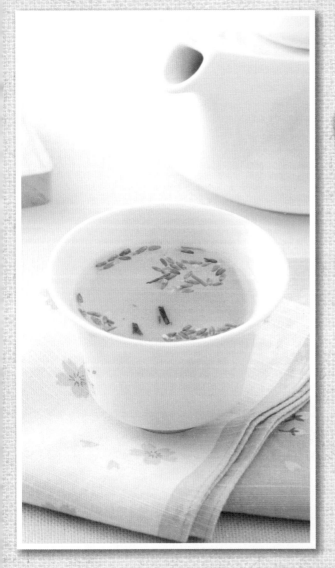

养颜美容
降血压

提升排毒力，体内好环保

薰衣草

营养重点

薰衣草泡茶所散发的香气，可以减轻身心压力，促进血液循环，并且能镇定神经、助眠，且有辅助治疗降血压之效。

材料

薰衣草5克　　　热开水250毫升
甜菊叶2克

做法

1. 将薰衣草与甜菊叶用热开水冲开。

2. 闷5分钟即可饮用。

迷迭香醋饮

帮助消化
降血糖

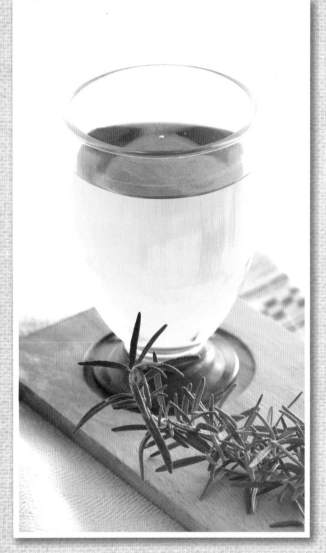

迷迭香

营养重点

喝醋能使餐后血糖下降，尤其是糖尿病前期患者下降最多。同时可使糖尿病前期患者和第二型糖尿病患者的胰岛素敏感性分别增高34%和19%。

材料

迷迭香少许   米醋适量
青梅适量

做法

1. 将青梅洗净、风干，放入米醋中，密封浸泡60天即可。

2. 将泡好的梅子醋倒入杯中，加入迷迭香叶装饰即可。

苹果柠檬醋饮

养颜美容
降血压

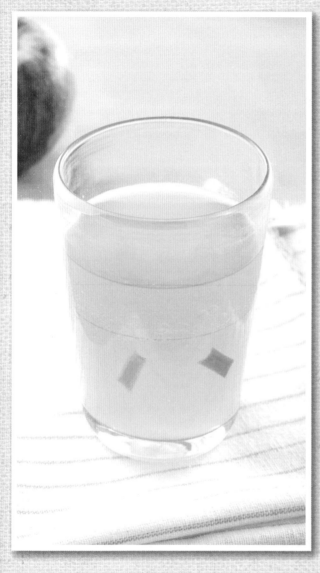

苹果

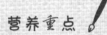

营养重点

　　柠檬醋可消除疲劳，
减轻肌肉酸痛，预防痛风及
糖尿病，但已有糖尿病的病
患不宜饮用过多。

材料

苹果少许　　　　米醋适量
柠檬500克

做法

1. 将柠檬洗净、自然风干，保留果皮与种
子，放入米醋中，浸泡45天。

2. 苹果切片，放入泡好的柠檬醋中即可。

金橘醋饮

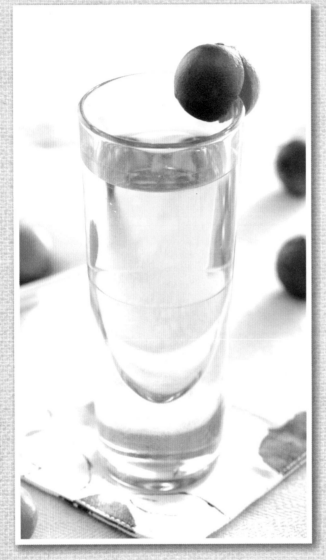

金橘

营养重点

苹果醋中的醋酸可降低血管紧张素（肽）的水准，进而改善血管状况，降低血压。

材料

金橘少许　　苹果醋30毫升

做法

1. 金橘切开，挤出汁液于杯中。

2. 倒入苹果醋即可。

菠萝柠檬醋饮

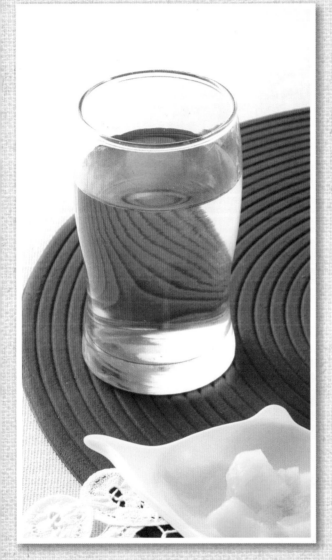

菠萝

营养重点

柠檬醋富含体内所需醋酸，可协助消除疲劳、抗氧化、预防痛风及糖尿病等慢性病的发生概率，还有促进体内肝脏与血液的新陈代谢等辅助功效。

材料

菠萝100克   水150毫升
柠檬醋30毫升   蜂蜜少许

做法

1. 将柠檬醋稀释，即加入150毫升的水。

2. 菠萝切丁，加入稀释过的柠檬醋中，再依自己喜好加入蜂蜜即可。

金橘柠檬

生津止咳
降血压

金橘   柠檬

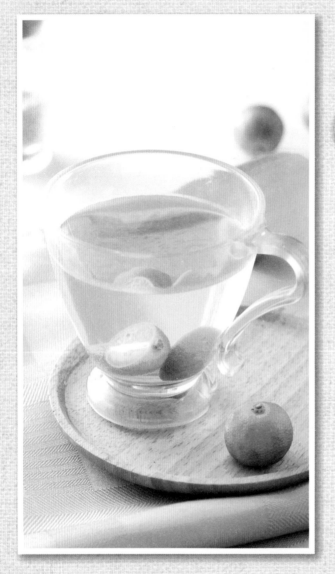

营养重点

金橘药性甘温，有助止渴与增强身体抗寒能力。金橘含维生素P，有助维护血管的弹性，亦有很好的抗氧化作用。

材料

金橘5颗   水300毫升
柠檬100克   蜂蜜少许

做法

1. 金橘与柠檬洗净，用榨汁器榨汁。

2. 将榨好的汁放入锅中，加入水、蜂蜜煮沸即可。

梅子醋饮

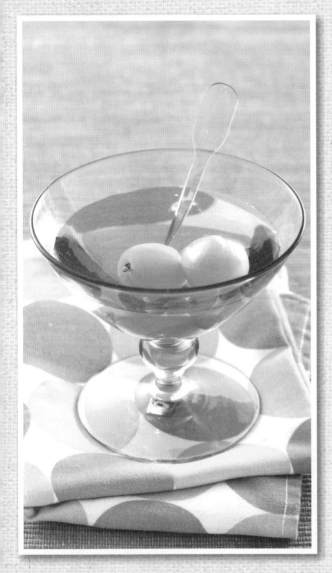

苹果醋

营养重点

天然酿造醋通常是混浊带有沉淀物的，而合成醋会比较透明清澈。天然酿造醋会散发自然酸香，还有回甘滋味；合成醋则显得呛鼻、酸辣。

材料

红茶包1个　　　苹果醋30毫升
梅子少许

做法

1. 用沸水冲泡红茶包3分钟，放凉。

2. 将泡好的红茶倒入杯中，加入梅子及苹果醋即可。

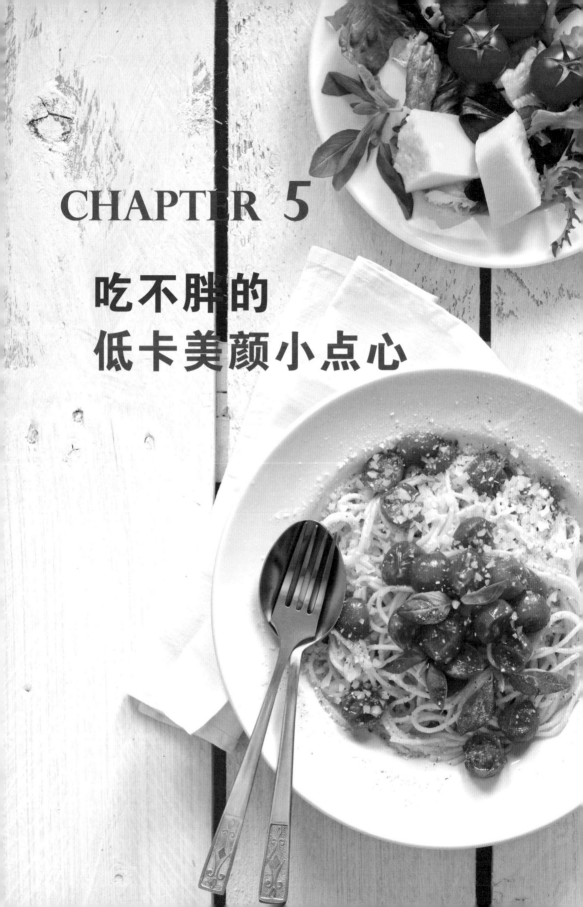

CHAPTER 5

吃不胖的
低卡美颜小点心

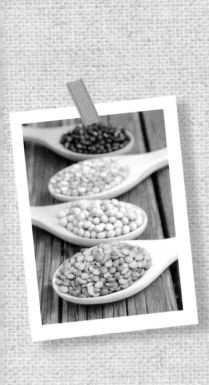

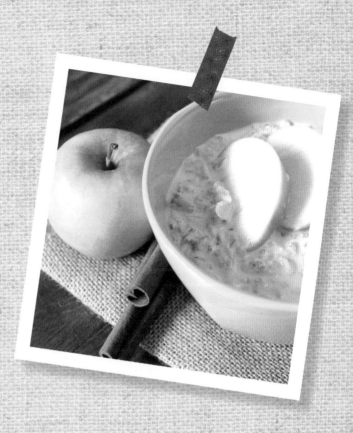

减肥期间千万不要刻意挨饿，

只要不选择高糖分与高热量的点心或甜品，

健康高纤维的食物，是点心的好选择。

选择热量少而体积大的食物，

可以增加肠胃的饱足感，

延长抗饥饿的时间。

柚香果皮冻

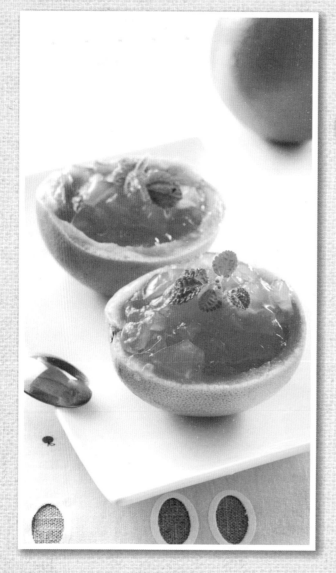

葡萄柚

绿茶

营养重点

　　葡萄柚的果皮含有丰富的维生素P，具有强健牙齿的功效。可将葡萄柚削成细丝做成柚子茶，也可以挖空果肉，里面除了可以放果冻，还可以加入水果、海鲜等，增加烹调的样式。

材料

葡萄柚汁适量　　果寡糖适量
绿茶适量　　　　水适量
洋菜粉适量

做法

1. 洋菜粉加热水搅拌至完全溶化；将葡萄柚榨汁，留下柚皮作为容器备用；以温热水冲泡绿茶。

2. 将所有材料搅拌均匀，倒入柚皮中，放入冰箱冷藏约1小时即可。

猕猴桃冻

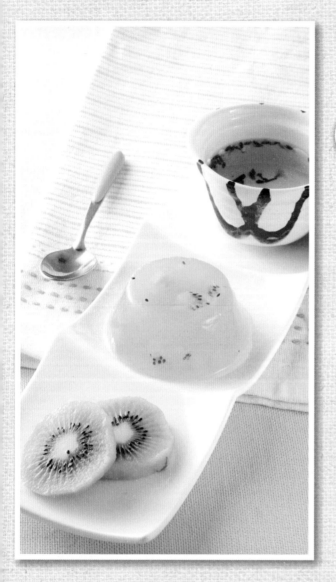

预防癌症
降血压

猕猴桃 　柠檬

营养重点

猕猴桃含有黄体素、钾，可辅助降血压、平衡体内电解质与预防癌症的形成，而所含丰富的多酚、多肽，亦可辅助强化细胞的抗癌能力。

材料

猕猴桃80克　　洋菜粉6克
柠檬汁5毫升　　白糖10克

做法

1. 猕猴桃洗净、切片，备用。

2. 锅中放入冷水将洋菜粉煮溶，并加入白糖拌匀。

3. 将猕猴桃片铺在模型碗的最底层，然后倒入煮好的洋菜汁及柠檬汁即可。

茉莉爱玉冻

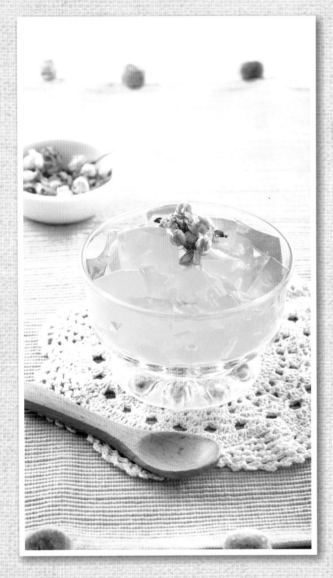

茉莉花　　柠檬

营养重点

爱玉含丰富的果胶，可有效降低胆固醇、预防心脏病，还可稳定血糖，预防血糖遽升或遽降。

材料

茉莉花适量　　甜菊叶少许
爱玉适量　　　柠檬汁少许

做法

1. 锅中放入1000毫升的水，加入茉莉花、甜菊叶煮开，关火，待凉，再加入现榨柠檬汁调匀。

2. 爱玉用清水清洗表面，切成5厘米方块状，放入做法1的材料中，再撒上茉莉花即可。

薄荷仙草冻

改善腹泻便秘
有效去油

薄荷

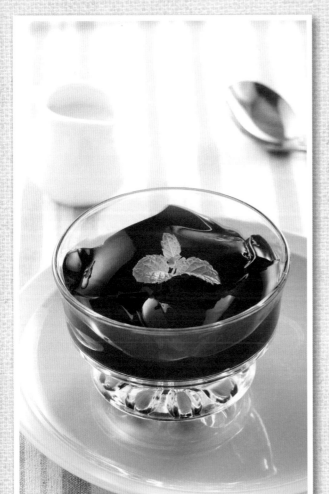

营养重点

薄荷可以健胃祛风、祛痰，并可改善腹部胀气、腹泻、消化不良、便秘等症状，还对呼吸道发炎有治疗作用。另外，薄荷可以降低血压、滋补心脏。

材料

仙草30克　　　吉利丁30克
薄荷5克　　　　果寡糖适量

做法

1. 仙草用600毫升水烧开，转小火熬至剩一半，放入薄荷焖1分钟，过滤取汁。

2. 将400毫升水烧开，放入果寡糖溶化，将吉利丁同仙草汁调匀，倒入糖水中搅匀后关火。

3. 倒入模子，放入冰箱冷藏1小时即可。

玫瑰山楂冻

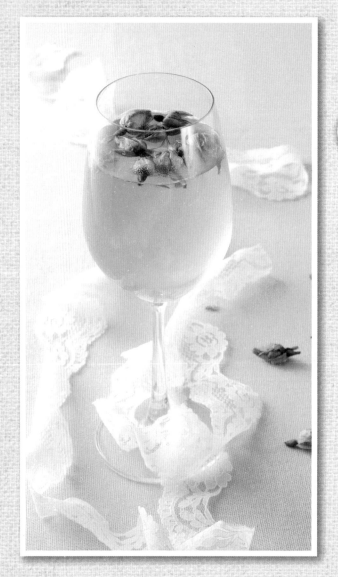

玫瑰花　　　山楂

营养重点

　　山楂性温，能通气行血，可以扩张冠状动脉血流，对预防心血管疾病、高血压、冠心病都很有助益。

材料

玫瑰花10克　　洋菜粉6克
山楂10克　　　蜂蜜适量

做法

1. 准备一锅水，将玫瑰花与山楂放入煮约5分钟，再加入蜂蜜及洋菜粉，慢慢煮至溶化，滤渣。

2. 将锅中的食材倒入模型，放凉、冷藏即可食用。

洛神花茶冻

养颜美容
对抗癌症

洛神花

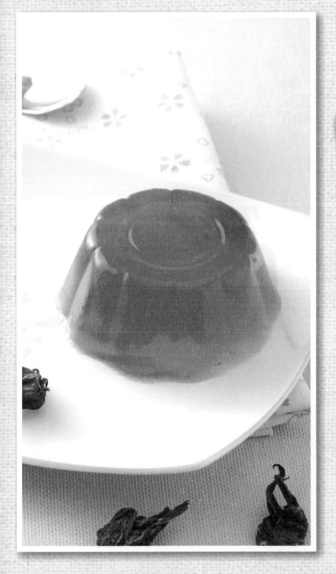

营养重点

　　洛神花是一种常见的中药，含有多种对人体健康有很大帮助的营养物质。洛神花可以降血压、预防便秘、消除疲劳的感觉，同时还可以促进胆汁的分泌。对于一些月经不调的女性来说，洛神花还有维持女性生理周期正常的作用。

材料

洛神花10克　　　水200毫升
吉利丁6克　　　　白糖6克

做法

1. 洛神花用热水煮开，再用滤网滤渣。

2. 洛神花中加入调匀的白糖与吉利丁，慢慢搅拌，煮溶。

3. 将煮好的食材倒入模型中，放凉后即可冷藏、食用。

健康水果醋饮

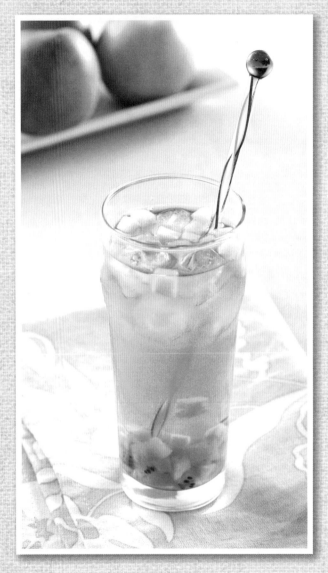

金橘　　菠萝　　猕猴桃

营养重点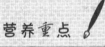

　　猕猴桃具有高纤、低 GI（血糖生成指数）的特性，适合不能多吃的糖尿病患者。而黄金猕猴桃虽然比较甜，但GI值却比绿色猕猴桃的更低。

材料

金橘数颗　　　　猕猴桃适量
苹果适量　　　　糙米醋适量
菠萝适量

做法

1. 将每颗金橘切半，苹果、菠萝和猕猴桃切成颗粒状，放入杯中。

2. 再将糙米醋倒入杯中即可。

香蕉茶

改善消化不良
促进代谢

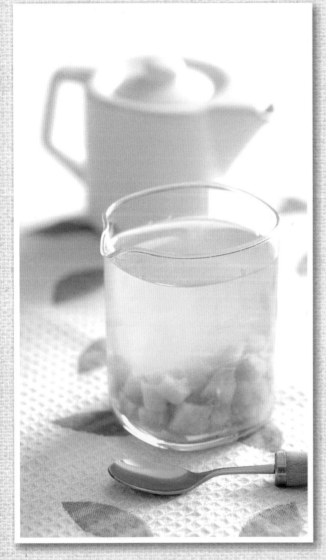

香蕉 　　绿茶

营养重点

香蕉可以改善消化不良的症状；蜂蜜能滋润身体，促进代谢，使人保持身形窈窕。

材料

香蕉100克　　绿茶3克
蜂蜜30克　　　盐少许

做法

1. 香蕉切成细丁状。

2. 将香蕉丁、蜂蜜、绿茶放入锅中，加入滚水冲泡10分钟，再加入适量的盐调匀即可饮用。

薏仁饭

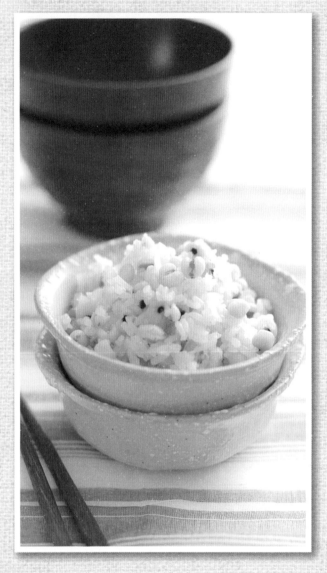

消除水肿
美白养颜

薏仁

营养重点

薏仁含有丰富的高纤维，能排除坏胆固醇，并有助于降低血脂肪。

材料

薏仁50克　　白米100克
水400毫升

做法

1. 将薏仁加水，放入电锅中煮熟。

2. 再加入白米一起煮熟即成薏仁饭。

豆腐皮糙米饭

改善消化不良
促进代谢

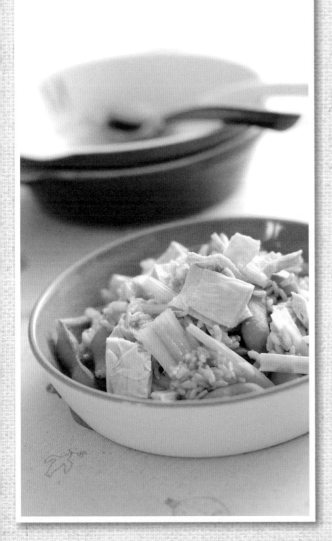

西芹　　　毛豆　　　糙米

营养重点

豆腐皮营养丰富，蛋白质、氨基酸含量高，还含有钙、铁、钼等多种矿物质。豆腐皮还有易消化、吸收快的特点，是一种妇幼老弱皆宜的食用佳品。

材料

豆腐皮2片　　　糙米100克
西芹30克　　　橄榄油30毫升
毛豆100克　　　盐适量

做法

1. 将豆腐皮切丁；西芹切段；毛豆煮熟。

2. 豆腐皮放入水中烫熟后取出；西芹烫过取出；糙米加入清水煮成糙米饭。

3. 豆腐皮、西芹、毛豆一起拌入米饭中，加入适量的盐与橄榄油拌匀即可食用。

胡萝卜土豆粥

促进代谢
增加饱足感

胡萝卜   土豆

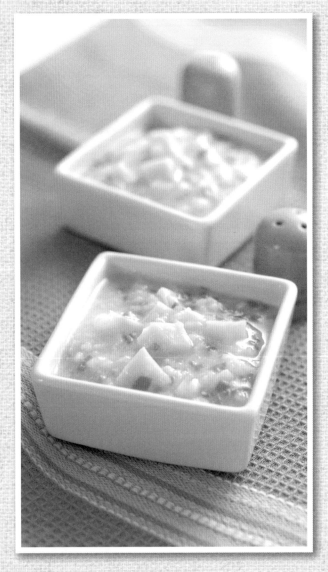

营养重点

胡萝卜与土豆皆具有促进代谢的作用，因此胡萝卜土豆粥能改善脂肪过剩的现象。

材料

胡萝卜40克　　白米80克
土豆40克

做法

1. 胡萝卜洗干净，去皮后切成碎块。

2. 土豆去皮，切丁状。

3. 将白米放入装有水的锅中，先以大火煮，煮滚后加入胡萝卜与土豆一起熬煮成粥即可。

葡萄干燕麦粥

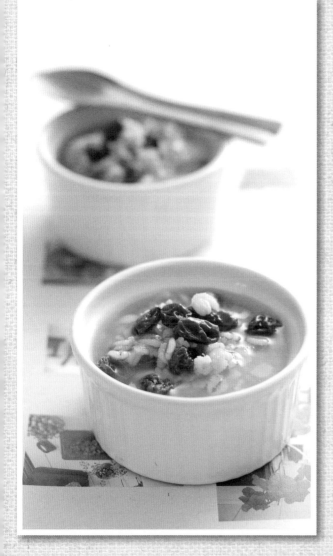

丰富纤维质
排除多余脂肪

燕麦

葡萄干

营养重点

葡萄干能促进心血管
健康，燕麦则可提供丰富的
食物纤维，两者搭配食用能
降低身体的坏胆固醇，帮助
排除多余的脂肪，有效控制
身型。

材料

燕麦片100克　　白糖少许
葡萄干50克

做法

1. 将燕麦片放入锅中，加水后慢慢煮。

2. 燕麦煮滚后改成小火，并放入葡萄干，
   以小火煮约20分钟，再次煮滚时，加入
   些许白糖调味即可食用。

黄瓜粥

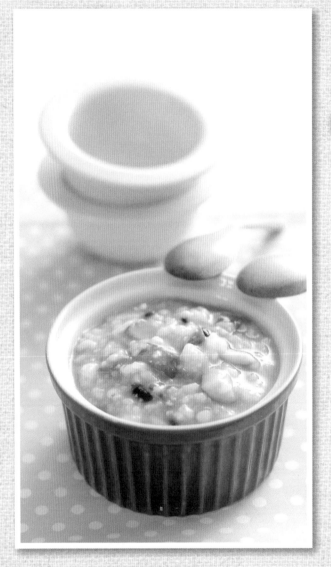

小黄瓜   红豆   薏仁

营养重点

尝试在每天的米饭主食中加入一些蔬菜一起烹煮，你会发现米饭会多一些香甜的滋味。多运用蔬菜在各种食物中，你可以更为自然有效地摄取到蔬菜的多重营养，使瘦身目标执行得更彻底！

材料

小黄瓜2条   薏仁50克
红豆50克   白米60克

做法

1. 将红豆、薏仁与白米清洗干净，放入锅中，备用。

2. 小黄瓜洗干净，去蒂后切成丁。

3. 将小黄瓜放入锅中，再加入300毫升的清水，一起放入电锅中蒸熟即可。

玉米糯米粥

保护心血管
减脂、补气

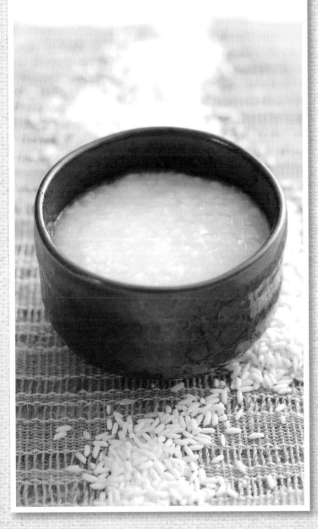

糯米

营养重点

玉米能代谢脂肪，降低血脂肪，有效保护心血管健康；糯米则能帮助身体补气，两者一起搭配煮粥减脂又养生。

材料

玉米粉30克　　　白糖少许
糯米80克

做法

1. 糯米清洗干净。

2. 将糯米放入锅中，加入适量清水煮10分钟，再加入玉米粉熬煮成粥，煮好后加入白糖调味即可食用。

菠菜粥

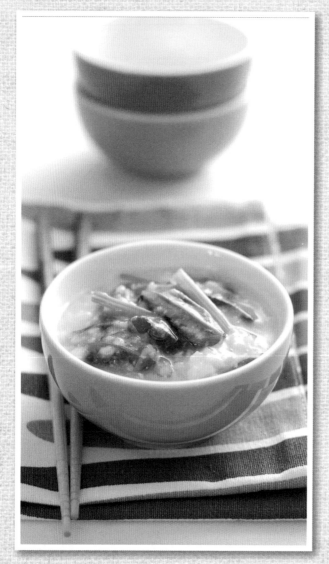

菠菜

营养重点

　　菠菜含有丰富的铁质与维生素A，将其煮成菠菜粥能保存菠菜的原始营养素，使人体充分地摄取到菠菜的纤维质。

材料

菠菜90克　　白米100克

做法

1. 菠菜清洗干净，切成小段。

2. 白米清洗干净，放入装有水的锅中煮。

3. 等到粥煮滚熟时，改小火略煮，再放入菠菜，稍微焖煮即可。

海带粥

排除多余水分
塑造窈窕身形

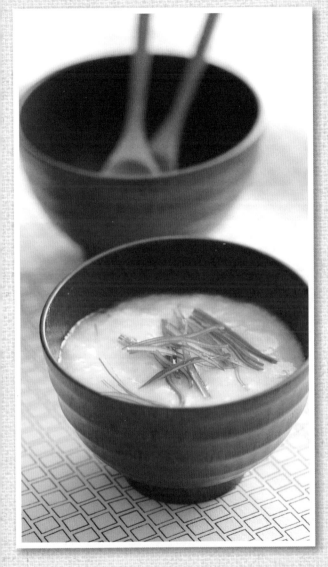

海带

营养重点

　　海带粥能去除身体多余水分，有助于美化下半身线条，使体态窈窕健美。

材料

海带50克　　　盐适量
白米90克　　　芝麻油少许

做法

1. 将海带先放在水中泡4小时，洗干净后切成细丝。

2. 锅中放清水，放入白米熬煮成粥，煮开后加入海带丝，以小火熬煮。

3. 煮滚后加入芝麻油与盐调味即可食用。

人参粥

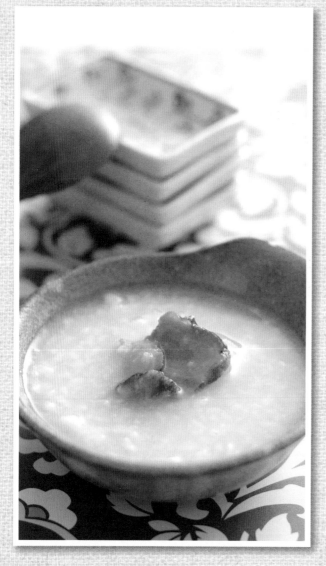

人参

营养重点

人参粥不仅能降低血脂肪，调节胆固醇代谢，还可以补精益气，是不错的瘦身兼补养身体的好食材。

材料

人参30克   白米90克

做法

1. 将人参清洗干净，切片。

2. 白米洗干净后放入锅中，加入清水，放入人参片，熬煮成粥即可食用。

荷叶粥

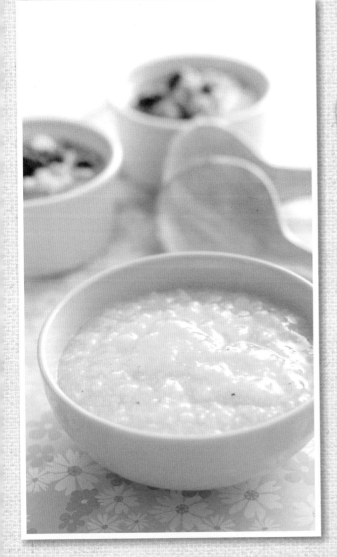

加强代谢
排除体脂肪

荷叶

营养重点

荷叶粥吃起来有一股淡淡的清香，不油腻，还有良好的代谢作用，能清除肠道的脂肪，具有清热解毒功效，可帮助轻身减重。

材料

荷叶1张　　　白米80克

做法

1. 先将荷叶与米洗干净。

2. 将米加入清水熬煮成粥，再将一张荷叶覆盖在粥上，焖20分钟，再将粥煮滚即可食用。

菠菜西红柿汤

丰富纤维质
补充维生素

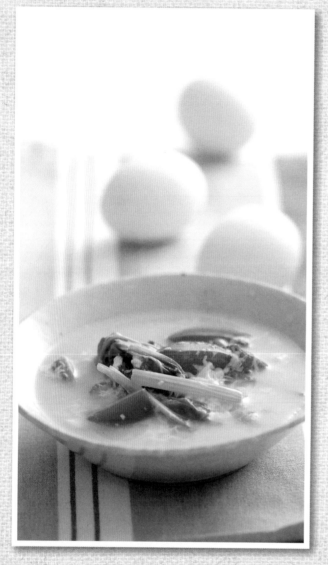

西红柿 　菠菜 　鸡蛋

营养重点

　　菠菜西红柿汤具有优越的维生素与丰富的纤维质，并可提供充分的茄红素，有助于代谢毒素与病毒，增强身体免疫力，使人瘦得健康。

材料

西红柿100克　　菠菜100克
鸡蛋1个　　　　盐适量

做法

1. 西红柿洗净，切成块状；菠菜洗净，切段；鸡蛋打散成蛋液。

2. 锅中放清水烧热，放入西红柿，煮滚后加入蛋液，一边煮一边搅拌，最后放入菠菜，煮滚时加入少许盐后即可起锅。

包菜汤

低卡路里
增加饱足感

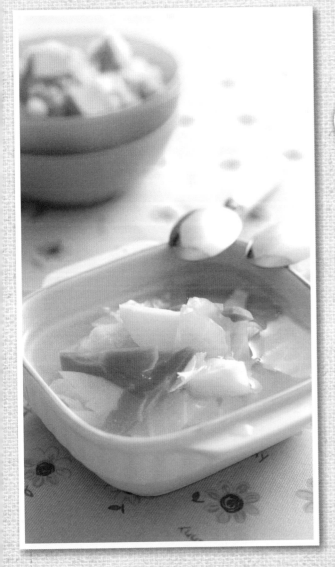

包菜　　　胡萝卜　　　土豆

营养重点

　　包菜汤含有丰富的维生素与矿物质，能修复身体受损的细胞，热量极低，又能提供饱腹感，是瘦身减肥不可或缺的营养代餐。

材料

包菜100克　　　　土豆150克
胡萝卜100克　　　盐适量

做法

1. 包菜洗净，切片；胡萝卜、土豆洗净，去皮后切块。

2. 将包菜、土豆与胡萝卜放入锅中，加入清水煮滚，蔬菜煮软时捞去浮沫，再煮约20分钟，最后加盐调味即可。

菠萝鸡肉汤

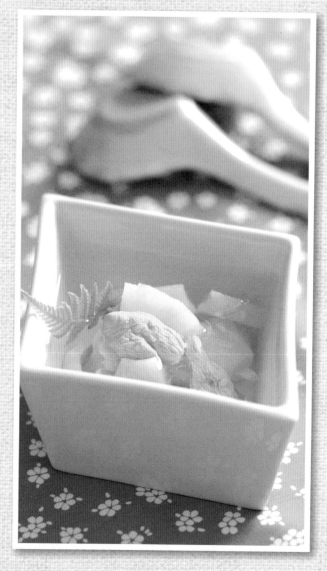

代谢脂肪
帮助脂肪燃烧

菠萝 　鸡肉

营养重点

　　菠萝含有菠萝酵素，能代谢脂肪；鸡肉则能提供蛋白质营养，也可帮助脂肪燃烧。

材料

菠萝180克　　　生粉适量
鸡胸肉100克　　盐少许
米酒适量　　　　食用油适量

做法

1. 菠萝去皮，切片；鸡胸肉洗净，切片，再加入盐、米酒与生粉拌匀。

2. 锅中放入油烧热，加入鸡肉以大火炒，然后加入菠萝片一起拌炒。

3. 最后加入盐、清水一起煮，煮滚即可。

糙米鱼片粥

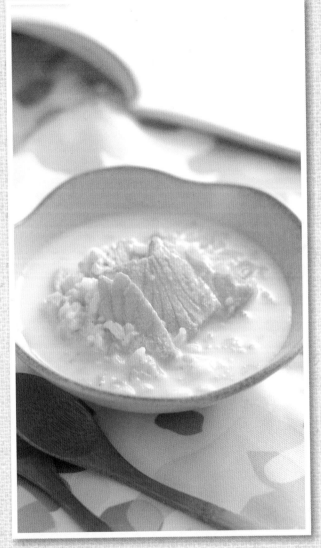

代谢毒素
具消脂作用

糙米

牛奶

营养重点

糙米不仅能代谢身体的毒素，促进消化功能，具有消脂作用，还可以改善便秘症状。

材料

三文鱼1片　　橄榄油15毫升
糙米100克　　盐适量
牛奶200毫升

做法

1. 三文鱼切成小片后放入锅中，再加入牛奶一起煮。

2. 约煮3分钟后，放入清洗过的糙米一起煮，并加入橄榄油，再煮5分钟。

3. 煮滚后加入盐调味即可。

绿豆海带汤

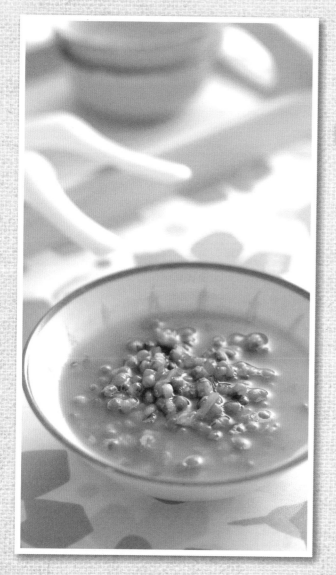

绿豆

海带

消除水肿
紧实曲线

营养重点

绿豆与海带都有助于消除水肿，改善下半身肥胖，使下肢线条美丽紧实。

材料

绿豆6克　　　海带40克

做法

1. 将绿豆与海带清洗干净，绿豆要浸泡半小时。

2. 将处理好的绿豆和海带放入锅中，煮至熟软即可。

薏仁瘦肉汤

代谢毒素
美白皮肤

猪肉

薏仁

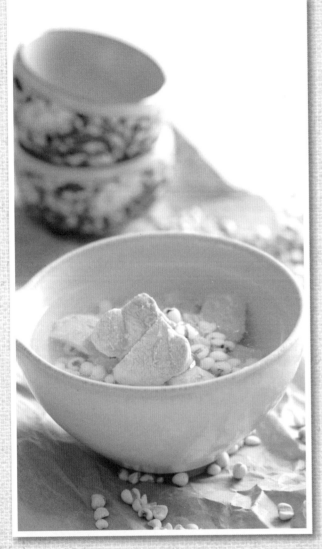

营养重点

薏仁可以代谢毒素，帮助消除水肿。这款汤的热量很低，消脂之余还可以美白皮肤。

材料

猪瘦肉180克　　盐适量
薏仁50克

做法

1. 猪瘦肉洗干净，切块；薏仁洗干净。

2. 锅中放入清水，放入猪瘦肉与薏仁，以大火煮滚后，改以小火煮约半小时。

3. 煮滚后加盐调味即可饮用。

银耳水梨汤

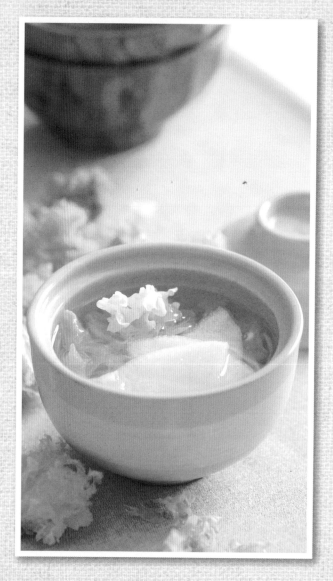

帮助代谢
消除脂肪

银耳　　　水梨

营养重点

银耳水梨汤含有大纤
维质，可以帮助代谢，清除
身体的热气，帮助降低多余
的脂肪。

材料

银耳20克　　　蜂蜜适量
水梨200克

做法

1. 水梨洗干净，去皮后将果肉切成片状。

2. 银耳清洗干净，在水中泡软。

3. 将水梨与银耳放入碗中，放入电锅中蒸
20分钟，蒸好后加入蜂蜜即可。

杏仁瘦肉汤

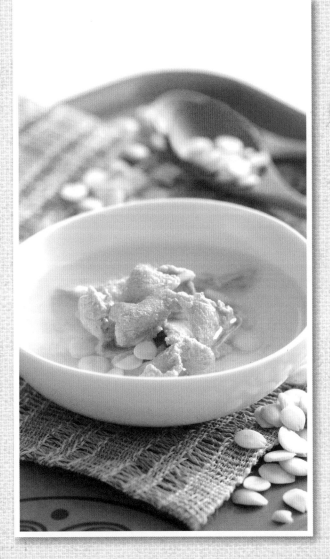

代谢毒素
使肌肤光滑

杏仁　　猪肉　　姜

营养重点

杏仁瘦肉汤可以促进消化，帮助代谢毒素，还可以促使肌肤光滑有弹性。

材料

杏仁12克　　　　姜片2片
猪瘦肉160克　　　盐适量

做法

1. 将猪瘦肉洗干净，切片。

2. 锅中放清水，放入猪瘦肉、杏仁与姜片一起煮，煮滚后以小火再煮约半小时，煮开后加盐调味即可饮用。

黄豆炖鸡肉

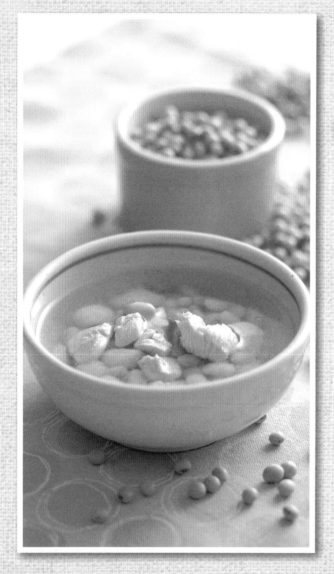

控制体型
使肌肤光滑

黄豆　　鸡肉

营养重点

　　黄豆与鸡肉含有丰富
的蛋白质，能补充丰富的营
养素，避免油脂的过多摄
取，有效控制体型，还能使
肌肤光滑。

材料

黄豆60克　　　　酱油15毫升
鸡肉300克　　　米酒5毫升
大蒜2颗　　　　食用油适量
冰糖15克

做法

1. 鸡肉洗干净，切丁；黄豆在水中浸泡2小时。

2. 油锅烧热后，放入大蒜爆香。

3. 加入鸡肉、黄豆，再加入冰糖、米酒与酱油，一起炖煮1小时至食材熟即可。

核桃炖牛肉

促进代谢
补充铁质

核桃 　牛肉

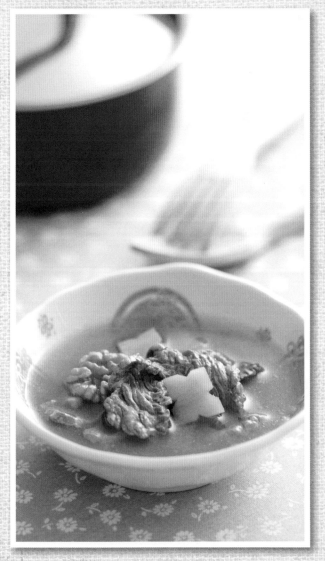

营养重点

核桃能促进代谢，而牛肉富含蛋白质与铁，能提供身体必要的营养与热量。

材料

核桃仁30克　　　姜片少许
牛肉200克　　　米酒5毫升
葱段适量　　　　酱油15毫升

做法

1. 牛肉放入滚水中汆烫后取出放凉，切成薄片；大蒜以刀背拍碎，然后切成细碎状，加入核桃仁、姜片、葱段、米酒、酱油，搅拌均匀。

2. 牛肉片铺在盘子中，将调好的大蒜调味汁淋在肉片上即可食用。

清烫菠菜

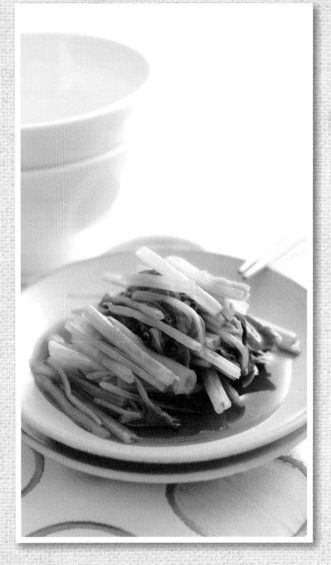

富含纤维质
代谢脂肪

菠菜

营养重点

　　菠菜的含铁量非常高，又富含纤维质。因此，对于容易在减肥期间贫血的女性来说，菠菜是非常好的瘦身必备蔬菜，一边帮助你代谢脂肪，还可以有效帮助补血。

材料

菠菜150克　　橄榄油适量
白醋适量　　　酱油适量

做法

1. 菠菜洗干净、切段，放入滚水中稍微烫过后再取出。

2. 将所有调味料拌匀后，加入菠菜搅拌均匀即可食用。

茄子开胃小品

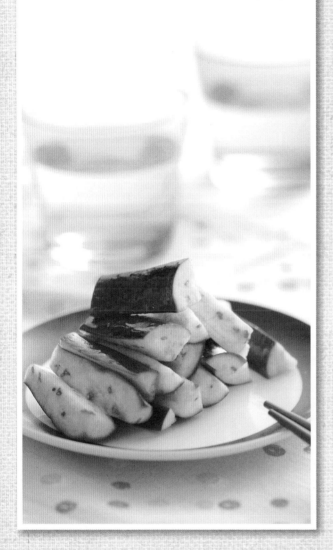

帮助解毒
改善代谢

茄子

营养重点

茄子含有丰富的纤维质,清淡的茄子开胃菜可以帮助解毒,改善代谢不佳引起的便秘症状。

材料

茄子300克　　　盐少许
食用油适量

做法

1. 茄子洗干净,切小段。

2. 将茄子放入碗中,加入适量油与盐,再放入锅中蒸熟即可食用。

凉拌山药丝

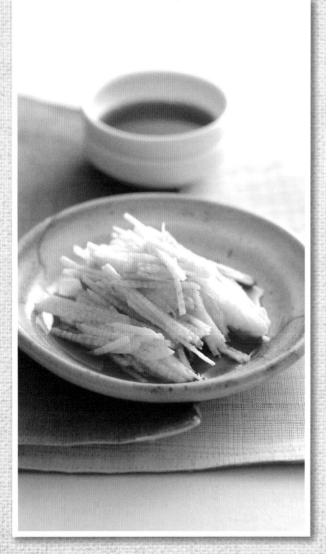

山药　　白芝麻

营养重点

　　山药是非常好的减肥蔬菜，含有丰富的纤维质，能改善肥胖与高血脂症状。山药还含有丰富的酵素，能帮助消化系统顺畅运作，因而改善便秘症状。

材料

山药100克　　　芝麻油8毫升
白醋10毫升　　　白芝麻适量
酱油15毫升

做法

1. 山药去皮，以刀子切成细丝。

2. 将调味料全部混合拌匀，淋在山药上，再撒上白芝麻即可食用。

凉拌西瓜皮

代谢脂肪
消除水肿

西瓜

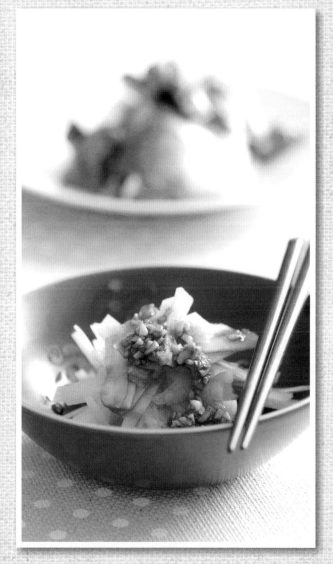

营养重点

西瓜皮能代谢毒素与脂肪，也能消除水肿，改善下半身肥胖症状。

材料

西瓜皮200克　　酱油适量
蒜泥适量　　　　白糖适量
盐适量　　　　　芝麻油适量

做法

1. 将西瓜皮洗干净，将绿色外皮切除，剩余的白色部分切成薄片，加入盐拌匀片刻，将多余的水分去除。

2. 西瓜皮加入蒜泥、酱油、白糖、芝麻油搅拌均匀即可食用。

烤菠萝火腿片

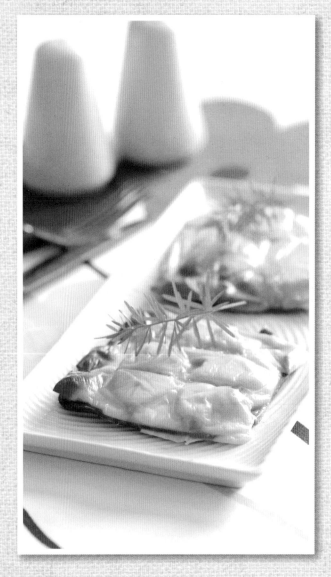

补充钙质
代谢脂肪

菠萝 　　芝士

营养重点 ✒

火腿与芝士能补充身体足够的热量与钙质；菠萝有助于代谢脂肪，促进消化机能，有助于控制体重。

材料

菠萝4片　　　芝士4片
火腿4片　　　食用油适量
沙拉酱少许

做法

1. 将火腿片两面涂上沙拉酱，备用。

2. 平底锅放油，将火腿片放入煎熟。

3. 在火腿上铺上菠萝片，上面放芝士片，放入烤箱中烤5分钟即可。

鸡肉蒸蛋

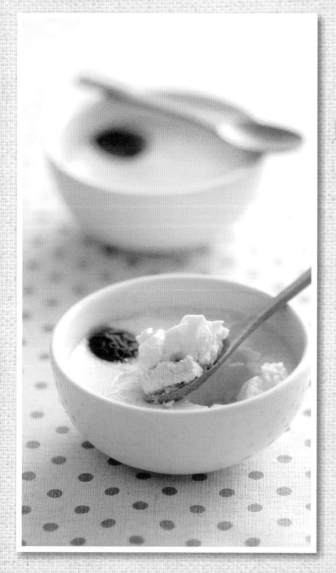

丰富蛋白质
低热量

鸡蛋 鸡肉 香菇

营养重点

加入牛奶与鸡肉的蒸蛋，含有非常丰富的蛋白质，美味且低热量，可以控制热量，有助于减肥。

材料

鸡蛋2个	米酒30毫升
鸡胸肉30克	牛奶100毫升
香菇15克	盐少许

做法

1. 鸡胸肉清洗干净、切丁，加入米酒与盐腌片刻；鸡蛋打散成蛋液；香菇切成小丁，与鸡肉混合后放入蛋液中。

2. 再加入牛奶和少许盐，放入电锅中蒸熟即可。

豌豆玉米沙拉

促进消化
改善便秘

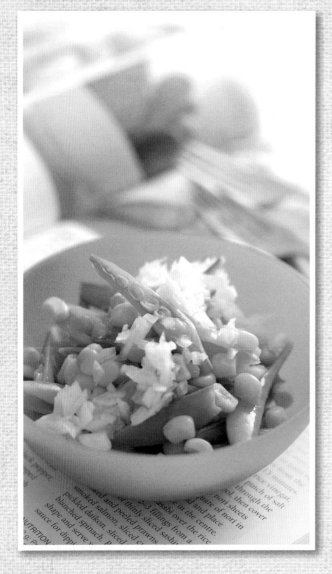

豌豆 玉米

营养重点

豌豆具有促进消化的作用，与高纤维的玉米一起组合搭配，有助于提供身体最为丰富的膳食纤维，对改善便秘很有帮助。

材料

豌豆50克　　　　柠檬汁20毫升
玉米粒40克　　　大蒜1粒
洋葱50克　　　　橄榄油60毫升

做法

1. 豌豆放入锅中，加入清水，煮软取出。

2. 洋葱切成细碎状；大蒜研磨成蒜泥；橄榄油与柠檬汁混合均匀，加入大蒜泥。

3. 将豌豆与玉米粒混合，加入洋葱，最后淋上橄榄柠檬汁即可食用。

胡萝卜烧海带

消除多余水分
润泽皮肤

海带 　胡萝卜

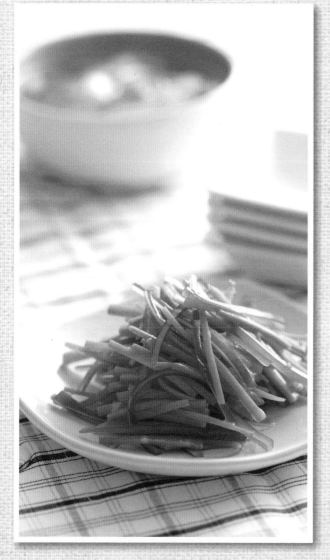

营养重点

海带能消除身体里多余水分，并帮助消化；胡萝卜能使身形保持健美、皮肤润泽。

材料

海带120克　　芝麻油适量
胡萝卜30克　　食用油适量
酱油30毫升

做法

1. 将海带泡水3小时，洗净后切成细丝；胡萝卜去皮，切成细丝。

2. 油锅大火加热，放入海带丝，加入酱油与清水拌炒，水滚后续煮至海带变软，再放入胡萝卜丝焖熟，最后加入芝麻油调味即可。

黄瓜花生炒肉丁

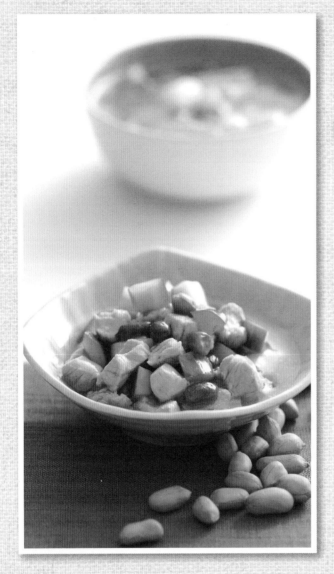

使肌肤细致
有效控制体型

小黄瓜　猪肉　花生

营养重点

花生与猪肉含有丰富的蛋白质，能使肌肤细致有光泽，也能提供丰富的营养素，有效控制体型，避免肥胖症状。

材料

小黄瓜100克　　酱油30毫升
猪瘦肉60克　　　盐适量
花生40克　　　　食用油适量
姜片适量

做法

1. 小黄瓜洗净，切丁；猪瘦肉切成小丁，以酱油腌渍。

2. 油锅烧热，放入猪瘦肉丁与姜片快炒，再加入小黄瓜、花生、适量清水以大火快炒，煮至熟透后加盐调味即可。

蒜泥白肉

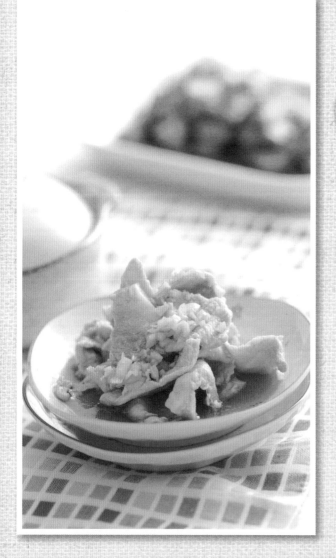

**不含过多油脂
促进代谢**

大蒜 　猪肉

营养重点

使用水煮方式料理的蒜泥白肉，不含过多油脂，也能有效控制食量。

材料

大蒜4颗　　　　　芝麻油15毫升
猪肉片100克　　　盐适量
白醋15毫升　　　　白糖少许

做法

1. 猪肉放入滚水中氽烫后取出放凉，切成薄片。

2. 大蒜以刀背拍碎，然后切成细碎状，加入所有调味料混合拌匀成酱料。

3. 猪肉片铺在盘子中，淋上酱料即可。

海带沙拉

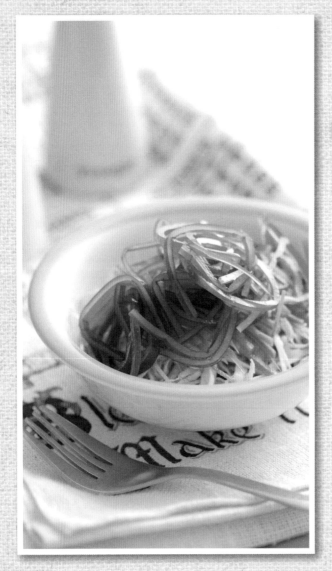

海带　　　生菜　　　胡萝卜

营养重点

　　海带能帮助排毒，可有效净化身体血液，促进新陈代谢，所含的丰富的纤维素还能代谢脂肪，使体态更为苗条。

材料

海带60克	酱油45毫升
生菜50克	醋250毫升
胡萝卜50克	白糖5克

做法

1. 海带泡水后，切长条状。

2. 生菜洗干净，切成细丝；胡萝卜去皮，切成细丝。

3. 将全部食材放入盘中放好，再加入所有调味料拌匀即可。

醋拌海藻

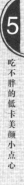
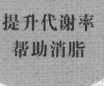

提升代谢率
帮助消脂

白芝麻

营养重点

醋拌海藻具有非常好的代谢效果，能帮助消脂又能修饰下半身线条。

材料

海藻150克　　白糖10克
白芝麻少许　　酱油15毫升
醋45毫升

做法

1. 海藻洗干净，以煮开的水烫过。

2. 海藻放凉后拌入醋、白糖、酱油，搅拌均匀。

3. 最后撒上白芝麻即可食用。

图书在版编目（CIP）数据

7天有感瘦！100种蔬果汁的轻断食减肥法 / 郑颖主编. -- 南昌：江西科学技术出版社，2017.11
ISBN 978-7-5390-6059-0

Ⅰ.①7… Ⅱ.①郑… Ⅲ.①减肥－蔬菜－饮料－食物疗法②减肥－果汁饮料－食物疗法 Ⅳ.①R247.1

中国版本图书馆CIP数据核字(2017)第219970号

选题序号：ZK2017272
图书代码：D17076-101
责任编辑：张旭　刘九零

7天有感瘦！100种蔬果汁的轻断食减肥法

7TIAN YOUGANSHOU! 100ZHONG SHUGUOZHI DE QINGDUANSHI JIANFEIFA

郑颖 主编

摄影摄像	深圳市金版文化发展股份有限公司
选题策划	深圳市金版文化发展股份有限公司
封面设计	深圳市金版文化发展股份有限公司
出　版	江西科学技术出版社
社　址	南昌市蓼洲街2号附1号
	邮编：330009　电话：（0791）86623491　86639342（传真）
发　行	全国新华书店
印　刷	深圳市雅佳图印刷有限公司
开　本	720mm×1020mm　1/16
字　数	180 千字
印　张	11
版　次	2018年1月第1版　2018年1月第1次印刷
书　号	ISBN 978-7-5390-6059-0
定　价	29.80元

赣版权登字：-03-2017-376